*Der besondere Dank der Herausgeber
gilt Herrn Dipl.-Psych. Brenner-Hartmann
für das Zusammentragen und Fortentwickeln
der Beurteilungskriterien im Auftrag des
Vereins der Technischen Überwachungsvereine (VdTÜV)
über nunmehr fast ein Jahrzehnt hinweg*

Urteilsbildung
in der medizinisch-psychologischen
Fahreignungsdiagnostik

Beurteilungskriterien

Herausgegeben
von
Wolfgang Schubert, DGVP
Rainer Mattern, DGVM

KIRSCHBAUM VERLAG BONN

ISBN 3 7812 1618 7
© Kirschbaum Verlag GmbH, Fachverlag für Verkehr und Technik
Siegfriedstraße 28, 53179 Bonn
Fax 02 28 / 9 54 53 27, Internet www.kirschbaum.de
Satz: DTP – Detlef Krämer, Bonn
Druck: Druckerei Plump, Rheinbreitbach
März 2005 · Best.-Nr. 1618

Alle in diesem Buch enthaltenen Angaben, Daten, Ergebnisse etc.
wurden von den Herausgebern nach bestem Wissen erstellt und von ihnen
und dem Verlag mit größtmöglicher Sorgfalt überprüft.
Gleichwohl sind inhaltliche Fehler nicht vollständig auszuschließen.
Herausgeber und Verlag können deshalb für etwaige inhaltliche Unrichtigkeiten
keine Haftung übernehmen.

Das Werk, einschließlich aller seiner Teile, ist urheberrechtlich geschützt.
Jede Verwertung außerhalb der engen Grenzen des Urheberrechtsgesetzes
ist ohne Zustimmung des Verlages unzulässig. Das gilt insbesondere
für Vervielfältigungen, Übersetzungen, Mikroverfilmungen und
die Einspeicherung und Verarbeitung in elektronischen Systemen.
Zuwiderhandlungen sind strafbar und verpflichten zum Schadensersatz.

Vorwort

Mit den von der Deutschen Gesellschaft für Verkehrspsychologie und der Deutschen Gesellschaft für Verkehrsmedizin entwickelten Beurteilungskriterien soll bei der Begutachtung der körperlichen und geistigen Eignung von Kraftfahrzeugführern der Verkehrssicherheit auf der einen und der Einzelfallgerechtigkeit auf der anderen Seite gleichermaßen Rechnung getragen werden. Diese Zielsetzung, die Vereinheitlichung der Beurteilungskriterien und ebenso die mit der Veröffentlichung verbundene Transparenz sind für jeden verantwortungsvollen Verkehrspolitiker uneingeschränkt zu begrüßen. Ganz besonders möchte ich aber auch die Kooperation der Fachgesellschaften und damit den interdisziplinären Charakter der Beurteilungskriterien würdigen. Mit dem vorgelegten Werk und seinen fundierten Ausführungen wird eine wichtige Orientierung und Grundlage für die kontinuierliche Verbesserung sowie weitere Fachdiskussion auf diesem Gebiet geschaffen, in die insbesondere alle Träger der Begutachtungsstellen für Fahreignung sowie die Bundesanstalt für Straßenwesen einzubinden sind. Damit sind die Beurteilungskriterien ein weiteres Beispiel dafür, dass die Verkehrssicherheit nur gemeinsam vorangebracht werden kann.

Dr. Manfred Stolpe
Bundesminister für Verkehr,
Bau- und Wohnungswesen

Geleitwort

Die vorliegenden Beurteilungskriterien wurden im „Arbeitskreis Beurteilungskriterien" erstellt und kontinuierlich weiter entwickelt. Sie sind als geistiges Eigentum der im Fachausschuss MPU des Vereins der Technischen Überwachungsvereine (VdTÜV) organisierten Träger der Begutachtungsstellen für Fahreignung (incl. DEKRA) entwickelt worden.

Mitglieder des AK Beurteilungskriterien

  Dipl.-Psych. Wolf-Rüdiger Nickel, Hannover (federführend bis 1993)
  Dipl.-Psych. Gerd Kajan, Köln (federführend bis 1996)
  Dipl.-Psych. Jürgen Brenner-Hartmann, Stuttgart (seit 1991 (federführend seit 1996))
  Dipl.-Psych. Angelika Schell, Hannover (1992 bis 1996)
  Dipl.-Psych. Dominik Hammer, Passau (seit 1992)
  Dr. med. Dipl.-Psych. Uwe Buchholtz, München (1992 bis 1997)
  Dr. med. Jürgen Müller-Wickop, Hamburg (1992 bis 1995)
  Dr. med. Sabine Löhr-Schwaab, Stuttgart (1994 bis 1997)
  Dr. med. Hannelore Hoffmann-Born, Frankfurt/Main (1994 bis 1997)
  Dipl.-Psych. Dr. Wolfgang Schubert, Berlin (seit 1995)
  Dipl.-Psych. Uli Veltgens, Düsseldorf (1996 bis 1998)
  Dipl.-Psych. Wolfgang Reddemann, Göttingen (1997)
  Dipl.-Psych. Dr. Hans Jansen, Hamburg (seit 1997)
  Dipl.-Psych. Sylvia Marzai, Berlin (1998–2002)
  Dipl.-Psych. Dr. Karin Müller, Berlin (seit 2003)

Hinsichtlich der Historie der Entwicklung der Beurteilungskriterien für die Fahreignungsdiagnostik ist festzustellen, dass die entscheidenden Impulse von Herrn Wolf-Rüdiger Nickel (Hannover) ausgingen, der bis 1993 auch Federführender des Arbeitskreises des VdTÜV war. Später haben maßgebliche Beiträge Herr Gerd Kajan (Köln) und seit 1996 Herr Jürgen Brenner-Hartmann (Stuttgart) geleistet. Verdienste um die medizinischen Beiträge bei der Entwicklung der Beurteilungskriterien erwarben sich insbesondere Frau Dr. Sabine Löhr-Schwaab (Stuttgart) und Frau Dr. Hannelore Hoffmann-Born (Frankfurt/Main). Insbesondere gebührt Herrn Jürgen Brenner-Hartmann Dank, der den Arbeitskreis zur Pflege und Entwicklung der Beurteilungskriterien mit Umsicht und Gewissenhaftigkeit geleitet hat. Als Federführender des Arbeitskreises prägt seine Handschrift maßgeblich die vorliegende Fassung.

Eine weitgehende Überarbeitung erfolgte im Jahr 2001 im Auftrag der Kommission Fahreignung beim VdTÜV durch den Federführenden des AK Beurteilungskriterien, Herrn Dipl.-Psych. Jürgen Brenner-Hartmann. Wichtige Anregungen für die Neufassung der Hypothese 2 und die Sichtweise der Notwendigkeit des Alkoholverzichts bei starker Alkoholgewöhnung sind aus einer intensiven und fruchtbaren Diskussion mit Herrn Prof.

Dr. Egon STEPHAN, Universität zu Köln, entstanden, dem an dieser Stelle ausdrücklich für seine konstruktive Mitwirkung gedankt sei.

Eine weitere Aktualisierung war nach der rechtsförmlichen Anerkennung von Kursen zur Wiederherstellung der Fahreignung nach § 70 FeV für Klienten mit Drogenproblematik im Jahr 2003 erforderlich geworden. Dabei sind in Zusammenarbeit mit den akkreditierten Anbietern dieser Kurse die D-Kriterien überarbeitet und um die Hypothese D 7 ergänzt worden.

Weitere Anregungen zur Fortentwicklung der Beurteilungskriterien gab der 32. Kongress der Deutschen Gesellschaft für Verkehrsmedizin, 20. bis 23.3.2003 in Magdeburg, bei dem in einem „Rundtischgespräch" unter Leitung von Herrn Prof. Dr. Rainer MATTERN (Heidelberg) und Herrn Dr. Wolfgang SCHUBERT (Berlin) die Beurteilungskriterien einer breiten Zuhörerschaft vorgestellt wurden. Insbesondere die von Herrn Prof. Dr. Rolf ADERJAN (Heidelberg) vorgetragenen Aspekte aus toxikologischer Sicht haben zu einer weiteren Überarbeitung der Kriterien angeregt. Nach einem gemeinsamen Beschluss der Vorstände der DGVP und der DGVM im November 2003 in Ulm wurden die Kriterien hinsichtlich der medizinischen und chemisch-toxikologischen Befunderhebung überarbeitet und ergänzt. In jüngster Zeit sind Anreicherungen der Beurteilungskriterien durch Beiträge von Herrn Prof. Dr. Rolf ADERJAN, Herrn Prof. Dr. Rainer MATTERN und Herrn Prof. Dr. Gerold KAUERT (Frankfurt/Main) aus toxikologischer Sicht sowie Herrn Dr. Rolf HENNIGHAUSEN (Goslar) hinzu gekommen.

Am 9. September 2004 wurden die Beurteilungskriterien anlässlich einer Sondersitzung der Kommission Fahreignung des VdTÜV an die DGVP und die DGVM zur weiteren Entwicklung, Pflege und Verbreitung ohne jedwede wirtschaftliche Auflagen und Bedingungen übergeben.

Am 5. November 2004 wurde in Berlin ein gemeinsames Symposium der beiden Fachgesellschaften durchgeführt, welches sich mit den Beurteilungskriterien befasste. Die Zielstellung des Symposiums diente der Diskussion um die Vereinheitlichung der Kriterien für die Beurteilung der körperlichen und geistigen Eignung zum Führen von Kraftfahrzeugen. Diskussionen in Fachausschüssen und des institutionalisierten Erfahrungsaustausches der Bundesanstalt für Straßenwesen (BASt) haben gezeigt, dass das Qualitätsziel gleicher Beurteilung von gleichen Sachverhalten in der Fahreignungsdiagnostik noch nicht vollständig erreicht ist. Die Vorstände der beiden Fachgesellschaften verstehen die Kooperation auf diesem Gebiet „als große Chance zu mehr Verkehrssicherheit und Einzelfallgerechtigkeit". Ein weiteres Thema war die Harmonisierung der fachwissenschaftlichen Grundlagen der Begutachtung der körperlichen und geistigen Eignung zum Führen von Kraftfahrzeugen in Europa. Aus diesem Grunde war auch ein Vertreter der Europäischen Union aus Brüssel von der Directorate General for Energy and Transport (DG Tren), Herr Joel VALMAIN, anwesend. Im Mittelpunkt des Interesses der weit über 300 Teilnehmer aus sieben Ländern stand dabei ein Austausch von wissenschaftlichen Erkenntnissen und Erfahrungen in der Begutachtung der Fahreignung. Das Symposium verfolgte ferner die Zielstellung, die „Beurteilungskriterien" als „normatives Dokument" in die

Anforderungen an Träger von Begutachtungsstellen für Fahreignung der Bundesanstalt für Straßenwesen (BASt) aufnehmen zu lassen und deren Anwendung auch bei der Erstellung von Facharztgutachten sicherzustellen. Zum Symposium konnten auch Vertreter aus Politik, Behörden, gesellschaftlichen Organisationen und Institutionen aus dem gesamten Bundesgebiet begrüßt werden. Im Weiteren diente das Symposium als wissenschaftliches Forum zur Anmeldung von Kritik als Basis für die Fortentwicklung der Beurteilungskriterien. Durch die Anwendung der Beurteilungskriterien wird ein Beitrag zur Erhöhung der Einzelfallgerechtigkeit und der Rechtsgleichheit erreicht und unter Berücksichtigung der Entlastungs- und Ressourcendiagnostik die Transparenz des Begutachtungsprozesses erhöht. Manche Kriterien und Verfahrensweisen werden nach breiter Akzeptanz unter Fachleuten neben der Publikation auch der Verankerung in Verwaltungsvorschriften und der Kontrolle ihrer Einhaltung bedürfen.

Dr. rer. nat. Dipl.-Psych.　　　　　　　　　　　　　　　　　Prof. Dr. med.
　Wolfgang SCHUBERT　　　　　　　　　　　　　　　　　Rainer MATTERN
　1. Vorsitzender DGVP　　　　　　　　　　　　　　　　Präsident DGVM

Inhaltsverzeichnis

Vorwort des Bundesministers für Verkehr, Bau- und Wohnungswesen 5
Geleitwort der Herausgeber 7

Einleitung
    Historischer Abriss 13
    Evaluation der Beurteilungskriterien 16
    Jüngere Entwicklungen und Anpassungsschritte 19
    Aktuelle Fassung 21

1 Aufgaben der Diagnostik 23

2 Abriss der verkehrspsychologischen und verkehrsmedizinischen Diagnostik bei der Fahreignungsbegutachtung 25
2.1 Anlässe und Fragestellungen der medizinisch-psychologischen Untersuchungen 27
2.2 Hypothesen als Grundlage der Untersuchung 30
2.3 Operationalisierung der diagnostischen Hypothesen 36
2.4 Beurteilungskriterien und Indikatoren 37
2.5 Untersuchungsplanung 38
2.6 Auswertung von Informationen und Befunden 39
2.7 Absicherung der diagnostischen Hypothesen 40
2.8 Unterschiedliche Qualitäten der Diagnostik 40
2.9 Grundsätze der Gutachtenerstellung 43
    2.9.1 Gutachtenaufbau 44
    2.9.2 Interdisziplinarität 44
    2.9.3 Nachvollziehbarkeit 45
    2.9.4 Nachprüfbarkeit 45
    2.9.5 Verständlichkeit 46
    2.9.6 Empfehlungen 46

3 Hypothesen und Beurteilungskriterien bei Alkohol- und Verkehrsauffälligkeiten (AV) 47

4 Hypothesen und Beurteilungskriterien bei Drogenmissbrauch (D) 57

5 Indikatoren zu den AV-Kriterien und zu Hypothese 0 63

6 Indikatoren zu den D-Kriterien 115

7 Auswahl von Untersuchungsmitteln und Interpretation der Befunde 143
7.1 Chemisch-toxikologische Analysen 143
    7.1.1 Nachweisbarkeit von Drogen im Blut 144

	7.1.2	Nachweisbarkeit von Drogen im Urin	145
	7.1.3	Nachweisbarkeit von Drogen in Haaren	148
	7.1.4	Nachweisbarkeit von Drogen im Speichel	150
	7.1.5	Nachweisbarkeit von Drogen auf der Haut	151
	7.1.6	Drogenschnelltests	152
	7.1.7	Aussagekraft verschiedener Analysemethoden	154
	7.1.8	Hypothese und Kriterien CTU	158
8	**Literaturhinweise**		165

Einleitung

Historischer Abriss[1]

Die Entwicklung der Beurteilungskriterien ist eng mit der Entwicklung der Fahreignungsüberprüfung in Deutschland verknüpft. Diese nahm in den 50er Jahren ihren Anfang mit der schwerpunktmäßigen Beurteilung von körperlich-geistigen Mängeln (26 % der Anlässe), Führerscheinbewerbern (vorzeitige Erteilung, Erteilung bei über 60-Jährigen und Prüfungsauffällige machten zusammen weitere 25 % der Anlässe aus) und Fahrern mit besonderer Verantwortung (Fahrlehrer, Fahrgastbeförderer, Eignungsuntersuchungen für Betriebe). Verkehrsauffällige oder strafrechtlich auffällige Kraftfahrer stellten nur 17 % der Untersuchungen dar. Ende der 80er Jahre wurde diese Fragestellung mit 77 % der Anlässe zum Schwerpunkt der Begutachtungstätigkeit (HAMPEL, 1990). Mit der Veränderung der Fragestellungen rückten persönlichkeits- und verhaltensbezogene Aspekte gegenüber der rein körperlich-geistigen Eignung immer mehr in den Mittelpunkt des gutachterlichen Entscheidungsprozesses.

Die Technischen Überwachungsvereine als Träger der Begutachtungsstellen erkannten hierbei früh die Notwendigkeit, die Beurteilung der Fahreignung auf die Basis einheitlicher Methoden und Maßstäbe zu stellen. Am 18. Februar 1960 wurde der „Fachausschuss Medizinisch-Psychologische Arbeitsgebiete" (FA-MPA) gegründet, der sich zunächst in verschiedenen Arbeitsgruppen um einen Überblick über die wissenschaftliche Literatur und eine einheitliche Untersuchungsmethodik bemühte. Die vielfältigen Informationen und Festlegungen wurden 1977 in einem umfassenden TÜV Informationssystem (TÜVIS) zusammengefasst und den Gutachtern zur Verfügung gestellt (HAMPEL, 1990).

In den Anfangsjahren der Eignungsbegutachtung stimmten die rechtliche und die fachliche Auffassung darin überein, dass die Eignung zum Führen von Kraftfahrzeugen allgemein und umfassend zu untersuchen sei. Es wurde eine Persönlichkeitsdiagnostik betrieben, bei der psychisch-funktionale Aspekte einen hohen Stellenwert hatten. Sie führte zu gutachtlichen Aussagen, die sich wesentlich auf hypothetische Konstrukte (Fähigkeiten, Eigenschaften, Verhaltensdispositionen) bezogen.

---

1 Dieser Abschnitt enthält einige Textpassagen, die einem Vortrag von G. KAJAN (1986) auf dem 13. Kongress für Angewandte Psychologie in Bonn entnommen sind

Historischer Abriss

Um die Mitte der 70er Jahre gab es eine deutliche Neuorientierung, indem KUNKEL (1975, a und b, 1977) empirische Untersuchungen zur Bedeutsamkeit biographischer Daten für die Rückfallprognose bei Trunkenheitstätern im Straßenverkehr sichtete und nach dem Prinzip kriminologischer Prognoseverfahren ein System von Leit- und Bestimmungssätzen entwickelte. Damit lagen bereits Kriterien vor, die allerdings – soweit sie sich aus der so genannten Aktenanalyse ergaben – zumeist aus der Vergangenheit stammten.

> *Beispiel eines Bestimmungssatzes*[2]: Je häufiger ein Kraftfahrer wegen Trunkenheit am Steuer vorbestraft ist, desto höher ist bei ihm die Rückfallwahrscheinlichkeit.

Dieses an biographischen Daten orientierte Beurteilungssystem musste notwendigerweise ergänzt werden durch Explorationsdaten, die z. T. die gegenwärtige Situation kennzeichnen. Die Kriterien waren zu gewichten, zueinander in Beziehung zu setzen und ergaben letztlich einen Beurteilungsvorschlag.

Einen weiteren wichtigen Meilenstein in der Entwicklung der Fahreignungsdiagnostik stellte die Einführung der Nachschulungskurse in der 2. Hälfte der 70er Jahre dar. Spätestens dadurch war eine differenziertere Diagnostik gefordert, die sich nicht nur an einer Schnittstelle (geeignet – nicht geeignet) zu orientieren hatte. Vielmehr war eine Abgrenzung zwischen positiver Beurteilung und Möglichkeit zur Beseitigung der Mängel in Kursen auf der einen Seite und zwischen „Kursfähigkeit" und gänzlich negativer Beurteilung auf der anderen Seite erforderlich.

Um dieser Aufgabe gerecht zu werden, installierte der FA-MPA 1980 den Arbeitskreis „Beurteilungskriterien", der zunächst die Indikation für die Kursteilnahme und ein System von Kursausschlusskriterien entwickelte. Diese Kriterien folgten einer Entscheidungsstrategie, nach der die Gutachter zunächst beurteilten, ob Fahreignung gegeben ist („positive Beurteilung") und nach der andernfalls geprüft wurde, ob die festgestellte Problematik grundsätzlich einer Bearbeitung in einem Nachschulungskurs zugänglich ist. In diesen Fällen waren dann individuelle Hinderungsgründe für eine Kursteilnahme auszuschließen (etwa fehlende Bereitschaft zur Selbstreflexion oder mangelnde Sprachkenntnisse).

Eine weitere praktische Umorientierung ergab sich aus der neuen Auffassung über die Rechtsbeziehungen zwischen Verwaltungsbehörde, Betroffenem und Gutachter, die MENKEN (1980) dargestellt

---

[2] Vgl. KUNKEL (1975, b), S. 22

hat. Diese Auffassung wurde bestätigt durch die Eignungsrichtlinien aus dem Jahre 1982. Darin wurde u. a. betont, dass der Proband Auftraggeber des Gutachtens ist und dass sich Untersuchung und Gutachten auf die Fragen beschränken, die zur Aufklärung der Eignungszweifel beantwortet werden müssen. BARTHELMESS und EHRET (1986) haben die sich daraus ergebenden Konsequenzen für die Untersuchungstätigkeit dargelegt. Sie kommen – wie übrigens auch MÜLLER (1984) – zu dem Ergebnis, dass unter den gegebenen Voraussetzungen für den Gutachter bessere Möglichkeiten eines problembezogenen und problemlösenden Arbeitens geschaffen wurden und zwar unter Ausnutzung der größeren Eigenverantwortlichkeit des Probanden.

Historischer Abriss

Es hat sich also – im Sinne von GOLDFRIED und KENT (1976) – eine Entwicklung vollzogen von der klassischen Diagnostik zu einer de facto verhaltensorientierten (und damit an der Fragestellung der Behörde orientierten) Diagnostik. Unter einem anderen Aspekt kann auch von einer Entwicklung von einem Begutachtungssystem, in dem Eignungsmängel und die Bedeutung für Risiken im Straßenverkehr beschrieben wurden, hin zu einer Begutachtung, bei der, wenn möglich, Lösungsansätze zur Behebung der Eignungsmängel aufgezeigt werden, gesprochen werden.

Wenn sich die medizinisch-psychologische Untersuchung nicht mit allen Facetten der Persönlichkeit zu beschäftigen hat, sondern nur mit dem Verhaltensbereich, in dem Probleme gesehen werden, wenn sich die Untersuchung also auf den Anlass zu beziehen hat, müssen auch die der Beurteilung zu Grunde liegenden Kriterien in dem fraglichen Verhaltensbereich liegen. Sie sollten sich ferner möglichst direkt auf das konkrete Verhalten und auf die das Verhalten aufrechterhaltenden Bedingungen beziehen. Weiterhin ist von den Kriterien zu fordern, dass sie sich auf die Gegenwart, auf den status quo, beziehen und die Vergangenheit lediglich den Hintergrund oder den Ausgangspunkt für den heutigen Zustand und die Entwicklung bis hierhin bildet.

> *Beispiel*: Nicht die Tatsache, dass ein Proband bisher dreimal alkoholisiert aufgefallen ist, gilt als Kriterium für eine negative Beurteilung, sondern die Tatsache, dass dieser Proband eine erhebliche Alkoholgewöhnung entwickelt bzw. beibehalten hat oder dass er auch heute noch den gleichen deliktauslösenden Bedingungen ausgesetzt ist wie bei seinen früheren Auffälligkeiten.

Die Deliktschwere und Häufigkeit hat sich damit vom ehemals diagnostischen Kriterium hin zum Kriterium für die Formulierung von Eignungsbedenken durch die Behörde gewandelt und dient dem

Historischer Abriss

Gutachter nunmehr nur noch als Basis für die Gewinnung von Hypothesen hinsichtlich der Ursachen früheren sowie der Erwartung zukünftigen Verhaltens. Diese kann er dann anhand eigener diagnostischer Kriterien aktuell überprüfen und entweder bestätigen oder verwerfen.

Vor diesem Hintergrund entwickelte der AK Beurteilungskriterien für die wesentlichen Fragestellungen (Zielgruppe der Alkohol- und Verkehrsauffälligen) einen Katalog von Beurteilungskriterien, der von den Gutachtern als Entscheidungsgrundlage herangezogen werden sollte. Der FA-MPA hat dabei folgenden Leitsatz beschlossen, der zunächst bei allen TÜV-Trägern von Begutachtungsstellen und später auch bei der DEKRA allgemein verbindlich war:

> „Jeder Gutachter hat diese Beurteilungskriterien und Indikatoren zu berücksichtigen. Wenn davon im Einzelfall abgewichen wird, ist eine ausführliche Begründung erforderlich."[3]

Die theoretische Grundlage dieser Kriterien und ihrer Systematik wurde 1989 auf dem ersten bundesweiten Kolloquium der Verkehrspsychologen amtl. anerkannter medizinisch-psychologischer Untersuchungsstellen vorgestellt und einer interessierten Fachöffentlichkeit zugänglich gemacht (NICKEL und KAJAN, 1990).

Evaluation der Beurteilungskriterien

Nachdem der Arbeitskreis IV des 17. Deutschen Verkehrsgerichtstags beklagt hatte, dass es zu wenig Untersuchungen „über die Brauchbarkeit der Verfahren, die bei der Beurteilung der Fahreignung verwendet werden" gebe und eine Langzeituntersuchung der Richtigkeit der Aussagen der med.-psych. Untersuchungen angeregt hatte (Dtsch. Akad. f. Verkehrswissenschaft, 1979), stimmte sich der FA-MPA mit dem Bundesverkehrsministerium über die Bildung eines neutralen Gremiums zur Durchführung einer derartigen Bewährungsstudie ab. Auf Vorschlag des FA-MPA hat daraufhin die Vereinsleiterkonferenz der TÜV beschlossen, im Rahmen eines VdTÜV-internen Forschungsvorhabens eine Evaluationsstudie durchzuführen. Dieses Forschungsvorhaben Nr. 178 mit dem Titel „Evaluation von medizinisch-psychologischen Fahreignungsbegutachtungen – EVAGUT" wurde in drei Teilprojekten durchgeführt (vgl. JACOBSHAGEN und UTZELMANN, 1996).

Nach einer retrograden Auswertung von beim TÜV Hannover wegen Trunkenheit am Steuer begutachteten Personen aus den Jahren

---

[3] TÜVIS-Prüfgrundlagen MPU, Band 1, Kap. 50, S. 14 (Fassung Juni 1998)

1969–1972 wurden die prognostischen Variablen in *Teilprojekt A* systematisiert (JACOBSHAGEN, NICKEL und WINKLER, 1987). In *Teilprojekt B* wurden dann 3 344 Begutachtungsfälle aus dem Bereich des TÜV Hannover, des RWTÜV sowie des TÜV Rheinland, die wiederholt durch Trunkenheit am Steuer aufgefallen waren, hinsichtlich ihrer Legalbewährung in den folgenden drei Jahren überprüft (HAMPEL, B. und BRÜGGEN, H.-J., 1987).

Evaluation der Beurteilungskriterien

In beiden Untersuchungen wurde eine deutliche Prognoseverbesserung bei positiv beurteilten Probanden gegenüber den ohne Selektion zu erwartenden Rückfallwerten gefunden. Die Rückfallzahlen konnten nach den Ergebnissen von Teilprojekt B durch die Beiziehung medizinisch-psychologischer Gutachten um mehr als die Hälfte reduziert werden. Ein weiteres Ergebnis dieses Teilprojekts war, dass auch die Gruppe der negativ Beurteilten, die nach der Begutachtung an einem Nachschulungskurs teilgenommen hatten, nicht häufiger rückfällig wurden als positiv Beurteilte. Mit diesen Studien war zwar die Effizienz des Begutachtungs- und Schulungssystems insgesamt bestätigt worden, zur Treffsicherheit einzelner Beurteilungskriterien konnte jedoch auf Grund dieser Daten noch keine Aussage gemacht werden.

Um dies leisten zu können, wurde *Teilprojekt C* weitaus umfänglicher konzipiert und dokumentierte für alle untersuchten Fälle die wesentlichen Rückfallprädiktoren aus der Vorgeschichte, die wesentlichen Untersuchungsbefunde und das Entscheidungsverhalten der Gutachter. Dieser Untersuchung lagen bereits die nach Hypothesen und Kriterien gegliederten Beurteilungskriterien des VdTÜV für die Fallgruppen der Alkoholauffälligen und der Fahrer mit hohem Punktestand zu Grunde. Die Gutachter wurden vor Durchführung der Studie in bundesweit angebotenen Veranstaltungen in die Kriterien eingeführt und in deren Anwendung trainiert. In den Jahren 1987–1990 wurden dann die Daten von insgesamt 4 219 Verkehrsauffälligen ohne Alkohol und von 3 039 Alkoholauffälligen erhoben und die Fälle über einen Bewährungszeitraum von jeweils drei Jahren nach der Begutachtung beobachtet.

Als eines der Ergebnisse konnte zunächst festgestellt werden, dass sich das Entscheidungsverhalten der Gutachter in hohem Maß an den Beurteilungskriterien orientiert hatte. Die einzelnen Kriterien wurden dabei mit unterschiedlicher Gewichtung zur Bewertung herangezogen. Eine besonders hohe Bedeutung kam den Kriterien bzgl. der Alkoholgewöhnung, der psychisch-funktionalen Leistungsausstattung, der Veränderungen in den Bedingungen des Trink- und

Evaluation der Beurteilungskriterien

Fahrverhaltens und der Kontrolle des Trinkverhaltens zu (jeweils mehr als 90 % Berücksichtigung bei der Begutachtung). Die Prognosesicherheit wurde erneut durch eine um die Hälfte gesunkene Rückfallquote bei den positiv Beurteilten und Nachgeschulten gegenüber einem unausgelesenen Klientel dokumentiert.

In EVAGUT Teil C konnte neben diesem generellen Effekt nun auch überprüft werden, ob die Wiederauffälligkeit mit den Beurteilungskriterien ebenfalls in Beziehung stand. Es fand sich eine Reihe hoch signifikanter Zusammenhänge. Für die alkoholauffälligen Fahrer lagen die höchsten Korrelationen bei den folgenden Kriterien vor

– *Veränderung der Alkoholgewöhnung* (veränderte Alkoholverträglichkeit nach der Auffälligkeit, reduzierte Trinkmengen)
– *Stabilität aktueller Trinkmuster* (Trinkregeln werden auch bei besonderen Anlässen eingehalten, wirksame Trinkkontrolle erscheint dem Gutachter erreichbar)
– *Verhaltenssteuerung im Trink-Fahr-Konflikt* (Organisation der Alkoholtrinkanlässe, realistische Einschätzung der Trinkmengen)
– *Motivation und Stabilisierung von Veränderungen* (Festigung neuer Verhaltensgewohnheiten, längerfristig wirksames Motiv für die Verhaltensänderung, günstige äußere Bedingungen).

Für die medizinischen Befunde waren die Zusammenhänge etwas schwächer ausgeprägt, aber noch nachweisbar. Das Fehlen psychischfunktionaler Leistungsmängel erbrachte keinen Beitrag zur Verhaltensprognose. Beide Bereiche zeichnen sich jedoch dadurch aus, dass sie klassische Untersuchungsteile zur Feststellung der körperlich-geistigen Eignung sind und bereits vom Ansatz her nicht die Verhaltensprognose (erneute Alkoholauffälligkeit) ermitteln, sondern Personen mit gravierenden Gesundheits- und Leistungsmängeln von der Verkehrsteilnahme (und damit auch aus der Bewährungsstichprobe) ausschließen.

Bei der Überprüfung der Fahrer mit hohem Punktestand wurden verschiedene, abgestufte Rückfallkriterien zugrunde gelegt (Auffälligkeit mit 1 Punkt, mit 4 Punkten, 7 Punkten sowie mit einem Unfall). Erwartungsgemäß wies das Unfallkriterium auf Grund der Seltenheit dieses Ereignisses die geringsten Korrelationen mit einzelnen Beurteilungskriterien auf (hohe Signifikanzen allerdings mit dem Gesamturteil in diesem Bewertungsblock). Die Zusammenhänge mit der erneuten Auffälligkeit durch Verkehrsdelikte, die mit 4–6 Punkten bewertet wurden, waren hingegen bei fast allen Kriterien hoch signifikant. Besonders deutlich zeigte sich die Korrelation im Bereich der

- *kritischen Selbstreflexion* (Erkennen eigener Fehler und richtige Bewertung, Opferstandpunkt), aber auch hinsichtlich der
- *sozialen Anpassungsbereitschaft* (Einsicht in die Notwendigkeit regelkonformen, partnerbezogenen Verhaltens), der
- *Verhaltensplanung* (Organisation der Fahrt, Fahrtvorbereitung), aber auch der
- *äußeren Einflüsse* (Bedingungen, die früheres Verhalten erklärten, haben sich deutlich verändert).

Zusammenfassend kann festgestellt werden, dass EVAGUT C bestätigt hat, dass die vom Fachausschuss MPA entwickelten Beurteilungskriterien von den Gutachtern erwartungskonform angewendet wurden und dass ihnen damit ein Instrument zur Verfügung steht, dessen Entscheidungskriterien mit dem zu prognostizierenden Verhalten in gesichertem Zusammenhang stehen.

Jüngere Entwicklungen und Anpassungsschritte

Mit der Evaluation der Beurteilungskriterien war ihre Entwicklung nicht abgeschlossen. Es ist ein wesentliches Merkmal der Beurteilungskriterien, dass sie laufend an neuere wissenschaftliche Erkenntnisse und Anforderungen der Begutachtungspraxis angepasst werden müssen.

Hervorzuheben ist hier zunächst sicher die von STEPHAN (z. B. 1988) hervorgerufene Diskussion um den „trinkenden Fahrer vs. fahrenden Trinker" und die von ihm vertretene Auffassung, dass bei einem hohen Grad an Alkoholgewöhnung in der Vorgeschichte (bei 1,3 Promille und mehr) nicht mehr die Trennung von Trinken und Fahren, sondern eine Überprüfung und Veränderung des eigenen Alkoholkonsums – mit fachlicher Hilfe – gefordert werden müsse. Bei dieser selbstkritischen Überprüfung dürfte nach seiner Überzeugung die Mehrheit zu dem Ergebnis kommen, dass völlige Alkoholabstinenz erstrebenswert sei. Bezüglich der Beurteilungskriterien war nun zu prüfen, in welchen Fällen eine positive Bewertung im Rahmen einer Begutachtung vom Vorliegen einer Abstinenz abhängig zu machen sei. Der AK Beurteilungskriterien entwickelte deshalb Anfang der 90er Jahre „Kriterien zur Abstinenzforderung", um auch hier eine einheitliche Beurteilung vor dem Hintergrund der z. T. kontrovers geführten Diskussion zu erreichen. Diese Kriterien sind nach einer Neugliederung der gesamten Alkohol-Kriterienstruktur im Jahr 1998 nun in Hypothese 2 wieder zu finden. In Vorbereitung auf die vor-

Evaluation der Beurteilungskriterien

Jüngere Entwicklungen und Anpassungsschritte

liegende Fassung wurde in einer intensiven fachlichen Diskussion zwischen dem Autor und Herrn Prof. Stephan eine gemeinsame Position zur Notwendigkeit des völligen Alkoholverzichts bei alkoholauffälligen Kraftfahrern gefunden (vgl. „Abstinenznotwendigkeit" auf S. 34 in Abschnitt 2.2 Punkt 6).

Die Erfahrungen, die im Rahmen der Durchführung des EVAGUT C Projektes mit der Anwendung der systematisierten Beurteilungskriterien gemacht wurden, führten bei den Gutachtern zu dem Wunsch, die Kriterien mit einer Reihe von Indikatoren zu hinterlegen, die auf der Ebene konkreter Befunde, Sachverhalte und Aussagen die Entscheidung hinsichtlich des Erfüllens oder Nichterfüllens eines Kriteriums unterstützen. Ein derartiger Indikatorenkatalog wurde zur Operationalisierung der Kriterien daraufhin für die Beurteilung von Alkohol- und Verkehrsauffälligen (AV-Kriterien) entwickelt (vgl. Kap. 3).

Gleichzeitig war Anfang der 90er Jahre eine Zunahme an Fragestellungen mit Drogenmissbrauch als Untersuchungsanlass festzustellen. Diese Fälle, die bisher vorrangig unter dem Suchtaspekt (Drogenabhängigkeit) von den ärztlichen Gutachtern bearbeitet worden waren, warfen zunehmend Fragen hinsichtlich des Verhaltensaspekts auf. Mit der stärkeren Bedeutung psychologischer Befunde für die Verhaltensprognose reichten die einschlägigen Diagnoseschemata (z. B. ICD) und das Gutachten „Krankheit und Kraftverkehr" als Beurteilungsgrundlage nicht mehr aus. Es wurde deshalb für die Gutachter eine Reihe von Drogenkriterien (D-Kriterien) entwickelt, die ebenfalls mit differenzierten Indikatoren als Entscheidungshilfe versehen waren. Da die Abstinenzforderung als zwingende Voraussetzung für die Annahme der Fahreignung von Drogenkonsumenten, zumindest bei Cannabiskonsumenten, von der Rechtsprechung zunehmend in Frage gestellt wurde, waren die Kriterien entsprechend anzupassen.

Mit der Einführung der Fahrerlaubnisverordnung im Jahr 1999 bekam zudem der Grundsatz Verordnungsrang, dass gelegentliche Cannabiskonsumenten in der Regel zum Führen von Kraftfahrzeugen geeignet sind und dass bei dieser Gruppe nur noch die Fähigkeit zur Trennung von Konsum und Fahren geprüft werden muss. Für die Beantwortung der immer komplexer werdenden Fragestellungen an die Gutachter waren und sind die Begutachtungs-Leitlinien zur Kraftfahrereignung in ihren Aussagen und Hilfestellungen nicht ausreichend (BRENNER-HARTMANN, 2000). Die Drogenkriterien wurden demzufolge der neuen Rechtslage und neuen empirischen Erkenntnissen angepasst und 1998 völlig überarbeitet.

Aktuelle Fassung

In Vorbereitung auf die aktuelle Veröffentlichung wurden gegenüber dem Stand von 1998 nur wenige Korrekturen in der Struktur der Kriterien vorgenommen. Die Ergebnisse der EVAGUT-Studie haben dabei ebenso Berücksichtigung gefunden wie fachwissenschaftliche Diskussionsprozesse. Sämtliche Kriterien wurden hinsichtlich ihrer Übereinstimmung mit den Leitsätzen der Begutachtungs-Leitlinien zur Kraftfahrereignung überprüft und ggf. angepasst. Auch der im Jahr 2002 erschienene Kommentar zu den Begutachtungs-Leitlinien (SCHUBERT et al., 2002) stellt künftig eine für die Interpretation der Begutachtungs-Leitlinien relevante Quelle dar, welche in die Weiterentwicklung der Beurteilungskriterien mit einfließen muss.

Eine einheitliche Formulierung von Hypothesen, Kriterien und Indikatoren in die gleiche Fragerichtung wurde durchgehend umgesetzt. Rückmeldungen aus dem Kreis der Gutachter zur Aussagekraft bestimmter Indikatoren oder zu einer unklaren Zuordnung zu dem jeweiligen Kriterium wurden berücksichtigt und die Indikatorenstruktur übersichtlicher und eindeutiger gefasst. Die bei den D-Kriterien bewährte Unterteilung in „Kriterien zur Feststellung einer Problematik" und „Kriterien zur angemessenen Problembewältigung" wurde auch auf die Hypothesen 1 und 2 der Alkoholkriterien übertragen.

Mit der Fassung der Beurteilungskriterien vom Oktober 2003 lag erstmals eine umfassende und in der Anwendung zunehmend „benutzerfreundlicher" gestaltete Übersicht über alle Kriterien und Indikatoren in einem Band vor. Der Anwender wird nach einer Einführung in diese Beurteilungskriterien und deren Anwendung für die praktische Arbeit im Wesentlichen die Kapitel 5 und 6 benötigen. Die Fülle der in der Untersuchung möglicherweise erhobenen Test-, Labor oder Gesprächsbefunde kann damit zuverlässig einer übersichtlichen und stringenten Entscheidungsstruktur zugeordnet werden.

Während die Beurteilungskriterien in ihrer bisherigen Form im Wesentlichen bei der Hypothesenbildung und der Einordnung der erhobenen Befunde sowie bei der logischen Gliederung der Argumentation hilfreich waren, fehlte bislang ein Teil, der eine Hilfe bei der Auswahl und Bewertung der angewandten Untersuchungsmethoden darstellen konnte. Mit dem neu geschaffenen Kapitel 7 „Auswahl von Untersuchungsmitteln und Interpretation der Befunde" soll diese Lücke geschlossen werden. Einen ersten Schritt macht das Unterkapitel „7.1 Chemisch-toxikologische Analysen", das dem Gutachter in Verbindung mit den entsprechenden Verweisen in den

Aktuelle Fassung Kriterien und Indikatoren eine große Hilfe bei der Interpretation selbst erhobener, aber auch bereits aktenkundiger Befunde bieten wird.

Kapitel 7 ist bewusst so angelegt, dass weitere Abschnitte hinzu kommen können. Erläuterungen und Festlegungen zur Anwendung von Leistungstestverfahren, der Fahrverhaltensbeobachtung oder von Einstellungsfragebögen sollen folgen.

1 Aufgaben der Diagnostik

JÄGER (1986, S. 11) definiert den diagnostischen Prozess als „Ablauf von Maßnahmen, um mit deren Hilfe – unter Anwendung diagnostischer Methoden – eine mit diagnostischer Zielsetzung vorgegebene Fragestellung über eine Anzahl von Zwischenschritten so zu beantworten, dass für einen Auftraggeber eine Entscheidungshilfe bzw. eine Entscheidung herbeigeführt wird."

In Bild 1 ist der diagnostische Prozess als geschlossenes System schematisch im Sinne eines mehrfachen Rückkoppelungsprozesses dargestellt (TACK, 1976, S. 105). Einflussgrößen für die Entscheidung sind neben den Informationen über die Person (durch Fragen ermittelte Befunde) auch die Zielsetzung der Diagnostik selbst sowie zwischengeschaltete Behandlungsmaßnahmen und deren Ergebnis.

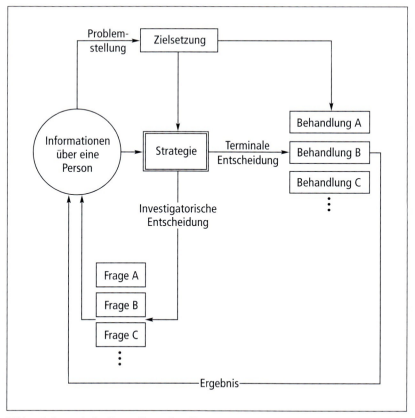

Bild 1: Schematische Darstellung des diagnostischen Entscheidungsprozesses (TACK, 1976, S. 105)

2 Abriss der verkehrspsychologischen und verkehrsmedizinischen Diagnostik bei der Fahreignungsbegutachtung

Die verkehrspsychologische und verkehrsmedizinische Diagnostik ist in hohem Maß geprägt von sich wiederholenden Fragestellungen für definierte Anlassgruppen. Zur Sicherstellung einer bundesweit einheitlichen Beurteilung wurden deshalb für die unterschiedlichen Anlassgruppen (Fragestellungen) Anforderungsprofile definiert, die von jedem Gutachter im Rahmen der Untersuchung eines Einzelfalls beachtet werden müssen (Beurteilungskriterien).

Die Qualität der diagnostischen Entscheidung wird im System der Beurteilungskriterien auf dreierlei Weise gesichert

– durch eine zeitnahe systematische Aktualisierung bzw. Revision der Beurteilungskriterien, soweit neue Forschungsergebnisse oder Leitlinien dies erfordern
– durch Evaluationsstudien bezüglich der Ergebnisse der Begutachtungen, deren Ergebnisse wiederum von den Fachgremien für die Revision der Beurteilungskriterien genutzt werden
– durch systematische Maßnahmen im Rahmen des Qualitätsmanagements, die u. a. durch Einweisung, Ausbildung und regelmäßige Gutachtenaudits sicherstellen, dass die Kriterien von den Gutachtern bzw. Gutachterinnen angemessen in der Beurteilung des Einzelfalls zur Anwendung kommen.

Bevor in den folgenden Kapiteln einzelnen wichtigen Systemkomponenten gesonderte Aufmerksamkeit gewidmet wird, wird zunächst der verkehrspsychologische diagnostische Prozess in seiner Gesamtheit erläutert. Hierbei orientieren sich die folgenden Erläuterungen an der Anlassgruppe von Personen, bei denen von Seiten der Behörde Bedenken gegen die Eignung zum Führen von Kraftfahrzeugen (z. B. nach einer Verkehrsauffälligkeit oder auf Grund einer Suchtproblematik) bestehen. Diese Gruppe ist bei der med.-psych. Begutachtung am häufigsten vertreten. Für die zweite Anlassgruppe von Personen, die eine Untersuchung in Auftrag geben, da sie im Straßenverkehr eine besondere Verantwortung eingehen (z. B. Fahrgastbeförderung) oder eine Ausnahmeregelung in Anspruch nehmen wollen (z. B. Befreiung vom Mindestalter), gelten die Ausführungen sinngemäß.

Den *Anlass* zu einer Begutachtung schafft der betroffene Fahrerlaubnisinhaber oder -bewerber zumeist durch Tatsachen im Sinne der §§ 2a und 4 StVG oder der §§ 11, 13 und 14 FeV i.V. m. Anlage 4 selbst. Die Behörde legt auf dieser Grundlage gemäß § 11 (6) FeV unter Berücksichtigung der Vorgaben verschiedener Ländererlasse fest, welche Fragen im Hinblick auf die Eignung des Betroffenen zum Führen von Kraftfahrzeugen zu klären sind.

Lässt sich die Fragestellung nicht in überprüfbare diagnostische Hypothesen umsetzen (z. B. weil die Behörde nach der Wahrscheinlichkeit von Rückfällen in Betrugsdelikte oder pauschal nach „Eignungszweifeln" fragt), erfolgt eine Umformulierung der Fragestellung mit Einverständnis der Behörde und des Untersuchten (z. B. in die Frage, ob sich aus den vergangenen Straftaten erhöhte Risiken für das Verhalten im Verkehr ableiten lassen), da ansonsten der Auftrag als unerfüllbar zurückgegeben werden müsste. In jedem Fall ist im Gutachten anzugeben, an welcher Fragestellung sich der Untersuchungsumfang und die Bewertung orientiert.

Der Prozess der Begutachtung wird gekennzeichnet durch die Überprüfung anlassspezifisch unterschiedlicher Hypothesen, die – konkretisiert bzw. operationalisiert durch zugeordnete Kriterien und Indikatoren – die Anforderungen definieren, die als notwendige Voraussetzung einer positiven Beurteilung erfüllt sein müssen.

> „Jede Anwendung der Wissenschaft beruht darauf, dass aus den wissenschaftlichen Hypothesen (die ja universelle Sätze sind) auf besondere Fälle geschlossen wird, besondere Prognosen abgeleitet werden" (POPPER, 1989, S. 36).

Im Unterschied zu diesen von POPPER angesprochenen allgemeinen bzw. wissenschaftlichen Hypothesen handelt es sich bei den der Untersuchung zu Grunde gelegten Hypothesen nicht um universelle, sondern singuläre Sätze im Sinne *diagnostischer Hypothesen*, die eine Anwendung inhaltlich-psychologischer Gesetzmäßigkeiten bzw. medizinischer Erkenntnisse auf eine vorliegende diagnostische Fragestellung im Einzelfall erlauben (RETTLER, 1988, S. 224 ff.). Diese diagnostischen Hypothesen werden auf der Basis der Untersuchungsbefunde bestätigt oder widerlegt.

In dem im Folgenden noch darzustellenden System der diagnostischen Hypothesen und Beurteilungskriterien sind allen Hypothesen Kriterien zugeordnet (entsprechend den Anforderungen an eine sichere Verkehrsteilnahme), die erfüllt sein müssen, um im konkreten Einzelfall die behördlichen Eignungszweifel ausräumen zu können.

Als Grundlage für die Begutachtung liegen somit für die jeweilige Anlassgruppe bzw. Fragestellung explorativ bzw. testdiagnostisch zu überprüfende diagnostische Hypothesen und Beurteilungskriterien vor. Anhand der Aktenanalyse erfolgt die Planung, wie die für eine Entscheidung über die Kriterien erforderlichen Daten erhoben werden sollen bzw. können. Dabei kann die Entscheidung, welche diagnostischen Hypothesen im vorliegenden Fall relevant sind – ob beispielsweise die Kriterien bezüglich einer erfolgreich aufgearbeiteten Alkoholabhängigkeit erfüllt (und somit geprüft) werden müssen – z. T. erst im Verlauf der Datenerhebung endgültig getroffen werden.

Nach Vorliegen der Untersuchungsbefunde, die am Untersuchungsanlass und damit an den Beurteilungskriterien orientiert erhoben werden, erfolgt deren Auswertung im Zusammenhang mit den aus der Analyse der Vorgeschichte bekannten Daten.

In der Regel lassen sich die Hypothesen mit Hilfe der in der Untersuchung gewonnenen Daten unter Anwendung der Beurteilungskriterien absichern.

Die Bildung ergänzender Hypothesen über das Fahr- bzw. Fahr-/Trinkverhalten ist dann notwendig, wenn entweder die Auswertung eine Absicherung einzelner Hypothesen nicht zulässt oder bis zum Zeitpunkt der Untersuchung unbekannte Informationen (z. B. über einen Krankheitsprozess) berücksichtigt werden müssen.

Diagnose (auf den Ist-Zustand bezogen) und Prognose (auf die Zukunft bezogen) erfolgen nun mit dem Ziel einer Entscheidungshilfe für den Veranlasser der Untersuchung und werden nach den in den Begutachtungs-Leitlinien festgeschriebenen Beurteilungsgrundsätzen einem Gutachten so dargelegt, dass sie von dem Auftraggeber und dem Veranlasser (in der Regel die Behörde) nachgeprüft und nachvollzogen werden können. Die Nachvollziehbarkeit des Gutachtens durch den Auftraggeber (Klient) kann im Einzelfall jedoch eingeschränkt sein (etwa bei verfestigten antisozialen Fehlhaltungen und Abwehrmechanismen oder durch pathologische Veränderungen der Persönlichkeit).

2.1 Anlässe und Fragestellungen der medizinisch-psychologischen Untersuchungen

Die Anlässe zur medizinisch-psychologischen Untersuchung an einer Begutachtungsstelle für Fahreignung sind im Wesentlichen im Straßenverkehrsgesetz in den §§ 2a (Fahrerlaubnis auf Probe) und 4 (Punktsystem) sowie in der Fahrerlaubnisverordnung in den §§ 10 (Mindestalter), 11 (Eignung), 13 (Alkoholproblematik), 14 (Betäu-

Anlässe und Fragestellungen der medizinisch-psychologischen Untersuchungen

bungs- und Arzneimittel) und 48 (Fahrgastbeförderung) i.V. mit den Anlagen 4 und 5 beschrieben. In den Ländererlassen zur Einführung der Fahrerlaubnisverordnung sind auch die häufiger vorkommenden behördlichen Fragestellungen mit Bezug auf die Rechtsgrundlage der Anordnung des Gutachtens benannt. Die im Folgenden angeführten Formulierungen finden sich so in der Mehrzahl der Ländererlasse für die Anordnung eines med.-psych. Gutachtens wieder. Sie sind weder als abschließende noch in der Formulierung verbindliche Vorgaben zu verstehen. Über die „Standardfälle" hinaus kann die Behörde im Einzelfall auf der Grundlage des § 2 (8) StVG Eignungsbedenken formulieren, die in einen Begutachtungsauftrag münden. Die von der Behörde formulierte Fragestellung ist Grundlage des Begutachtungsauftrags und verbindlicher Bestandteil des Werkvertrages mit dem Klienten.

§ 2a (4) und (5) StVG: Auffälligkeiten in der Probezeit sowie
§ 4 (10) StVG: Neuerteilung nach Entziehung wegen 18 Punkten

> *„Ist zu erwarten, dass Herr/Frau ... auch zukünftig erheblich oder wiederholt gegen verkehrsrechtliche Bestimmungen verstoßen wird?"*

§ 10 (2) FeV: Unterschreiten des Alters von 18 Jahren bei Erteilung der Kl. B, C1 und C1E im Rahmen der Ausbildung als Berufskraftfahrer(in)

> *„Erfüllt Herr/Frau ... bereits die körperlichen und geistigen Anforderungen an das Führen von Fahrzeugen der Klasse B, C1 oder C1E im Rahmen einer Ausbildung als Berufskraftfahrer(in)?"*

§ 11 (3) Nr. 1 FeV: Med.-psych. Gutachten nach Würdigung eines ärztlichen Gutachtens

> *„Kann Herr/Frau trotz des Vorliegens einer Erkrankung (in Klammern: Krankheit nach Anlage 4), die nach Anlage 4 FeV die Fahreignung in Frage stellt und unter Berücksichtigung der in dem ärztlichen Gutachten vom ... festgestellten Befunde ein Kraftfahrzeug der Gruppe 1/2 (FE-Klasse ...) sicher führen?"*

Mögliche Ergänzungen der behördlichen Fragestellung sind

1. „Insbesondere ist zu prüfen, ob das Leistungsvermögen zum sicheren Führen eines Kraftfahrzeugs der Gruppe 1/2 (FE-Klasse ...) ausreicht."

2. „Insbesondere ist zu prüfen, ob eine Kompensation der festgestellten Einschränkungen durch besondere persönliche Voraussetzungen (vgl. Anlage 4 FeV) möglich ist."

§ 11 (3) Nr. 2 FeV: Befreiung von den Vorschriften über das Mindestalter

"Hat Herr/Frau ... bereits einen Entwicklungsstand und die Reife erreicht, bei dem er/sie die körperlichen und geistigen Anforderungen an das Führen von Fahrzeugen der Gruppe 1/2 (FE-Klasse ...) erfüllt?"

§ 11 (3) Nr. 3 FeV: Auffälligkeiten im Rahmen der Fahrerlaubnisprüfung

"Kann Herr/Frau ... trotz der vom Sachverständigen oder Prüfer nach § 18 Abs. 3 FeV mitgeteilten Auffälligkeiten (...) ein Kraftfahrzeug der Gruppe 1/2 (FE-Klasse ...) sicher führen?"

§ 11 (3) Nr. 4 FeV: Straftaten im Zusammenhang mit dem Straßenverkehr, der Fahreignung oder mit hohem Aggressionspotenzial

"Ist trotz der aktenkundigen Straftaten (in Klammern: im Zusammenhang mit dem Straßenverkehr/im Zusammenhang mit der Kraftfahreignung/auf Grund von Anhaltspunkten für hohes Aggressionspotenzial) zu erwarten, dass Herr/Frau ... die körperlichen und geistigen Anforderungen an das sichere Führen eines Kraftfahrzeugs der Gruppe 1/2 (FE-Klasse ...) im Verkehr erfüllt und dass er/sie nicht erheblich gegen verkehrsrechtliche Bestimmungen verstoßen wird?"

§ 11 (1 und 9) und § 48 (5) FeV: Gewähr für die Erfüllung der besonderen Verantwortung bei der Beförderung von Fahrgästen

"Erfüllt Herr/Frau ... die körperlichen und geistigen Anforderungen und bietet er/sie Gewähr dafür, dass er/sie die besondere Verantwortung für die Beförderung von Fahrgästen mit ... erfüllt?"

§ 13 Nr. 2 a) und e) FeV: Alkoholmissbrauch

"Kann Herr/Frau ... trotz der Hinweise auf Alkoholmissbrauch ein Kraftfahrzeug der Gruppe 1/2 (FE-Klasse ...) sicher führen? Ist insbesondere nicht zu erwarten, dass er/sie ein Kraftfahrzeug unter Alkoholeinfluss führen wird?"

§ 13 Nr. 2 b) und c) FeV: Wiederholte Zuwiderhandlungen unter Alkoholeinfluss oder Führen eines Fahrzeugs mit BAK > 1,6 ‰

"Ist zu erwarten, dass Herr/Frau ... auch zukünftig ein Kraftfahrzeug unter Alkoholeinfluss führen wird und/oder liegen als Folge eines unkontrollierten Alkoholkonsums Beeinträchtigungen vor, die das sichere Führen eines Kraftfahrzeuges der Gruppe 1/2 (FE-Klasse ...) in Frage stellen?"

§ 14 (1) FeV: Gelegentlicher Cannabiskonsum und zusätzliche Eignungszweifel

a) bei Verstoß nach § 24 a StVG

"Kann Herr/Frau ... trotz der Hinweise auf gelegentlichen Cannabiskonsum sowie der bekannten Verkehrsteilnahme unter Cannabiseinfluss

Anlässe und Fragestellungen der medizinisch-psychologischen Untersuchungen

ein Kraftfahrzeug der Gruppe 1/2 (FE-Klasse ...) sicher führen? Ist insbesondere nicht zu erwarten, dass er/sie auch zukünftig ein Kraftfahrzeug unter Einfluss von Betäubungsmitteln oder deren Nachwirkungen führen wird (Fähigkeit zum Trennen von Konsum und Verkehrsteilnahme)?"

b) in den übrigen Fällen

„Kann Herr/Frau ... trotz der Hinweise auf gelegentlichen Cannabiskonsum sowie zusätzlicher Zweifel an der Eignung (in Klammern: Gründe für zusätzliche Zweifel analog Anlage 4 Nr. 9.2.2 FeV) *ein Kraftfahrzeug der Gruppe 1/2 (FE-Klasse ...) sicher führen. Ist insbesondere nicht zu erwarten, dass er/sie ein Kraftfahrzeug unter Einfluss von Betäubungsmitteln oder deren Nachwirkungen führen wird (Fähigkeit zum Trennen von Konsum und Verkehrsteilnahme)?"*

§ 14 (2) FeV: Neuerteilung nach Entzug wegen Einnahme oder Abhängigkeit von BtM bzw. Klärung, ob weiterhin Einnahme oder Abhängigkeit besteht

„Kann Herr/Frau ... trotz der Hinweise auf Drogenmissbrauch oder -abhängigkeit ein Kraftfahrzeug der Gruppe 1/2 (FE-Klasse ...) sicher führen? Ist insbesondere nicht zu erwarten, dass Herr/Frau weiterhin Betäubungsmittel nimmt."

oder

Neuerteilung nach Entzug wegen missbräuchlicher Einnahme von psychoaktiv wirkenden Arzneimitteln oder anderen Stoffen

„Kann Herr/Frau ... trotz der Hinweise auf Arzneimittelmissbrauch ein Kraftfahrzeug der Gruppe 1/2 (FE-Klasse ...) sicher führen? Ist insbesondere nicht zu erwarten, dass Herr/Frau ... ein Kraftfahrzeug unter dem unkontrollierten Einfluss von Arzneimitteln oder anderen psychoaktiven Stoffen führen wird?"

2.2 Hypothesen als Grundlage der Untersuchung

Den Untersuchungsanlässen und Fragestellungen liegt die generelle Hypothese zu Grunde, dass das Verhalten im Straßenverkehr auch wesentlich durch Faktoren beeinflusst wird, die mit der Person des Fahrers im Zusammenhang zu sehen sind. Neben den Umweltfaktoren des Verkehrsgeschehens sind es vor allem individuelle psychische und körperlich-geistige Faktoren, die das menschliche Verhalten im Regelkreis des Verkehrs modifizieren. Diese Annahme kann als wissenschaftlich bestätigt angesehen werden (f.v.a. KLEBELSBERG, 1982).

Die Eignung zum Führen von Kraftfahrzeugen stellt hierbei keinen statisch unveränderlichen Zustand dar. Vielmehr ist davon auszugehen, dass auch zwischen dem Zeitpunkt des Bekanntwerdens eines

Eignungszweifels und einer Untersuchung ein Entwicklungsprozess stattgefunden hat. So können etwa die in der Vorgeschichte mit Verkehrsauffälligkeiten verbundenen Erlebnisse (Unfallfolgen, Strafen, behördliche Maßnahmen, Vorbegutachtungen etc.) dazu geführt haben, dass es beim Betroffenen zu einer Art von Korrektur im Sinne einer Einstellungs- und Verhaltensänderung gekommen ist.

Unumstritten ist auch, dass Eignungsdefizite, Grundeinstellungen und Verhaltensdispositionen mit wissenschaftlich begründeten medizinischen und psychologischen Methoden diagnostiziert werden können (vgl. z. B. JACOBSHAGEN und UTZELMANN, 1996). Hierbei kommt neben der Überprüfung des körperlichen und psychofunktionalen Status (Gesundheitszustand, Leistungsfähigkeit) der Überprüfung von Einstellungen und Verhaltensgewohnheiten oft zentrale Bedeutung zu, um Aussagen zu einer Verhaltensprognose machen zu können. Gegenstand der Untersuchung ist dann der vom Betroffenen meist bereits eingeleitete Änderungsprozess. Dieser ist dahingehend zu überprüfen, ob er im Sinne der Anforderungen an eine sichere Verkehrsteilnahme Erfolg versprechend, hinreichend umgesetzt und stabil ist.

Durch die Evaluationsforschung kann die Hypothese als ausreichend belegt gelten, dass Eignungsdefizite effektiv aufgearbeitet werden können, wenn Veränderungen von der Person selbst gewünscht und durch geeignete individuell therapeutische oder spezifisch rehabilitative Maßnahmen unterstützt werden (z. B. WINKLER, JACOBSHAGEN und NICKEL, 1991).

Unterschiedliche Anlässe führen zu unterschiedlichen Hypothesen bezüglich vorliegender Eignungsmängel und der Erwartung zukünftig auffälligen Verhaltens. Aus der statistischen Erwartung einer (erneuten) Verkehrsauffälligkeit für eine Tätergruppe (wissenschaftliche Hypothese) können für den Einzelfall Anforderungen an festzustellende Veränderungen oder Voraussetzungen abgeleitet werden, die annehmen lassen, dass die statistische Erwartung im Einzelfall nicht eintritt (diagnostische Hypothese).

Im Folgenden sind zu jedem Anlass die wichtigsten Anforderungen bzw. Hypothesen im Sinne einer Entlastungsdiagnostik formuliert worden. Sie beschränken sich stets auf die Zweifel an der Eignung zum sicheren Führen von Kraftfahrzeugen, die im Rahmen einer med.-psych. Untersuchung aufgeklärt werden sollen. Hierbei ist es von der individuellen Entwicklung (z. B. Verkehrsvorgeschichte, Suchtmittelbiografie etc.) abhängig, welche Hypothesen vom Gutachter im Sinne eines Anforderungsprofils im Einzelfall genauer überprüft werden müssen. Es handelt sich also bei den Hypothesen

Hypothesen als Grundlage der Untersuchung

Hypothesen als Grundlage der Untersuchung

(und den Kriterien in Kap. 3 und 4) nicht um einen starren Fragenkatalog. Vielmehr ist die in Anlage 15 FeV aufgestellte Forderung nach Anlassbezogenheit auch bei der Festlegung der zu überprüfenden Hypothesen durch den Gutachter zu berücksichtigen. Insbesondere der Analyse der Unterlagen der Fahrerlaubnisbehörde (Aktenanalyse) kommt hier wesentliche Bedeutung zu.

Die im Folgenden formulierten Anforderungen gehen mit den in den Begutachtungs-Leitlinien zur Kraftfahrereignung (BASt, 2000) formulierten Voraussetzungen zum Führen von Kraftfahrzeugen konform, erheben jedoch nicht den Anspruch, diese vollständig oder gar wortgleich abzubilden. Die Begutachtungs-Leitlinien zur Kraftfahrereignung sind vom Gutachter also zusätzlich zu berücksichtigen.

1. Kompensation von Sehstörungen

   Das verminderte Sehvermögen kann durch eine normgerechte psycho-physische und intellektuelle Leistungsfähigkeit und/oder eine Risiko vermeidende Grundhaltung soweit kompensiert werden, dass die Anforderungen an eine sichere Verkehrsteilnahme erfüllt sind.

2. Kompensation bei Erkrankung des Gehirns, des Rückenmarks und der neuromuskulären Peripherie

   Die Symptome der Erkrankung können durch

   a) technische Veränderungen am Kraftfahrzeug oder
   b) ärztliche Betreuung/Behandlung sowie durch
   c) Krankheitseinsicht und hinreichende Kenntnisse über die Auswirkungen von (Rest-) Krankheitssymptomen auf die Fahrtüchtigkeit sowie die persönliche Zuverlässigkeit bei der Beachtung kompensatorischer Maßnahmen und
   d) ausreichende psycho-physische und intellektuelle Fähigkeiten

   soweit kompensiert werden, dass die Anforderungen an eine sichere Verkehrsteilnahme erfüllt sind.

3. Kompensation psychischer Erkrankungen und Auffälligkeiten

   Die Symptome der Erkrankung können durch

   a) ärztliche Betreuung/Behandlung sowie durch
   b) Krankheitseinsicht und hinreichende Kenntnisse über die Auswirkungen von (Rest-) Krankheitssymptomen auf die Fahrtüchtigkeit sowie die persönliche Zuverlässigkeit bei der Beachtung kompensatorischer Maßnahmen und
   c) ausreichende psycho-physische und intellektuelle Fähigkeiten

   soweit kompensiert werden, dass die Anforderungen an eine sichere Verkehrsteilnahme erfüllt sind.

4. Betäubungs- und Arzneimittel

Liegt eine Drogenabhängigkeit vor, hat eine angemessene Problembewältigung (mit Hilfe einer suchttherapeutischen Maßnahme) zu einer stabilen Drogenabstinenz von bereits ausreichender Dauer geführt.

Liegt eine fortgeschrittene Drogenproblematik vor, die sich im missbräuchlichen Konsum von Suchtstoffen, in einem polyvalenten Konsummuster oder auch im Konsum hoch suchtpotenter Drogen gezeigt hat, wurde diese problemangemessen aufgearbeitet und eine Drogenabstinenz wird ausreichend lange und stabil eingehalten.

Liegt eine Drogengefährdung ohne Anzeichen einer fortgeschrittenen Drogenproblematik vor, hat ein ausreichend nachvollziehbarer Einsichtsprozess zu einem dauerhaften Drogenverzicht geführt.

Liegt ausschließlich ein gelegentlicher Cannabiskonsum vor, kann (auch bei fortbestehendem Konsum) eine Verkehrsteilnahme unter Drogeneinfluss zuverlässig vermieden werden.

Es liegen im Zusammenhang mit früherem Drogenkonsum keine organischen, psychiatrischen und/oder Anpassungsstörungen vor, die die Fahreignung ausschließen.

Es bestehen nach früherem Drogenkonsum keine verkehrsrelevanten Beeinträchtigungen der geistigen und/oder psychisch-funktionalen Voraussetzungen.

5. Kompensation bei Behinderung des Bewegungsapparates, Körperbehinderungen, erhebliche Funktionseinbußen im Bereich der Arme und Hände, Beine und Füße sowie der Wirbelsäule, z. B. infolge einer Amputation, Lähmung oder Versteifung

Die Körperbehinderung kann durch

a) technische Veränderungen am Kraftfahrzeug
b) hinreichende Kenntnisse und Akzeptanz der Auswirkungen der bestehenden Beeinträchtigung auf die Fahrtüchtigkeit sowie persönliche Zuverlässigkeit bei der Beachtung kompensatorischer Maßnahmen
c) ausreichende psycho-physische Fähigkeiten und/oder
d) gute Fahrroutine

soweit kompensiert werden, dass die Anforderungen an eine sichere Verkehrsteilnahme erfüllt sind.

6. Verkehrszuwiderhandlungen unter Alkoholeinfluss

Liegt eine Alkoholabhängigkeit vor, ist sie ausreichend behandelt bzw. aufgearbeitet?

Hypothesen als Grundlage der Untersuchung

Hypothesen als Grundlage der Untersuchung

Ist aus der „Lerngeschichte" des Klienten die Notwendigkeit des Verzichts auf den Konsum alkoholhaltiger Getränke abzuleiten, wird Alkoholverzicht auch konsequent und stabil eingehalten?

Abstinenznotwendigkeit

In der Verkehrspsychologie wird, wie in der klinischen Psychologie auch, das Thema „Abstinenznotwendigkeit" z. T. kontrovers diskutiert. Wir danken deshalb Herrn Prof. Dr. E. STEPHAN (Psych. Institut der Universität Köln) für ein erläuterndes Statement, das aus der Diskussion um diese Beurteilungskriterien hervorgegangen ist:

„Ein konsequenter Alkoholverzicht ist für eine günstige Verkehrsprognose immer dann erforderlich, wenn keine hinreichende Gewähr dafür gegeben ist, dass eine zuverlässige Kontrolle der Trinkmengen und -situationen erfolgen kann. Diese Notwendigkeit ist keineswegs auf Personen beschränkt, bei denen die klinische Diagnose der Alkoholabhängigkeit gestellt werden muss, sondern ist auch bei Personen aus der Gruppe unterhalb dieser diagnostischen und therapeutischen Schwelle gegeben. Insbesondere der Lerngeschichte bei der Herausbildung einer hohen Alkoholgewöhnung und der damit häufig verbundenen Entwicklung von habituellen Automatismen, dem Verlust von physischer Alkoholsensibilität als Warnhinweis sowie der Ausbildung von Verdrängungstendenzen in der Wahrnehmung negativer Alkoholkonsumfolgen kommt hierbei Bedeutung zu.

Bereits bei Verkehrsauffälligkeiten ab 1,1 Promille sind Fälle zu erwarten, die nicht mehr über eine ausreichende Steuerungsfähigkeit im Umgang mit Alkohol verfügen. Je höher die BAK über 1,1 Promille liegt, desto wahrscheinlicher wird es, dass ein konsequenter Alkoholverzicht erforderlich ist, um eine zukünftige Verkehrsteilnahme unter Alkohol hinreichend durchgängig und sicher zu vermeiden. Ab 1,6 Promille ist in der überwiegenden Zahl der Fälle konsequenter Alkoholverzicht auch außerhalb von Fahrbereitschaft erforderlich. Der konsequente Alkoholverzicht ist dabei insofern von der therapeutisch indizierten Abstinenz zu unterscheiden, als es sich in diesen Fällen um eine vernunftgeleitete Entscheidung für eine Erfolg versprechende Verhaltensstrategie für die aktive Teilnahme am motorisierten Straßenverkehr handelt und nicht um eine aus gesundheitlichen und sozialen Gründen zwingend erforderliche Maßnahme."

Der Klient ist auf Grund eines angemessenen Problembewusstseins und bei reduzierten Alkoholtrinkmengen sowie ausreichender Steuerungsfähigkeit in der Lage, dauerhaft kontrolliert Alkohol zu trinken.

Beim Klienten besteht keine unkontrollierte Kopplung bestimmter Trinkanlässe mit dem Führen eines Kraftfahrzeuges (mehr).

Der Klient weist im medizinischen Bereich keine eignungsausschließenden Beeinträchtigungen auf.

Beim Klienten bestehen keine verkehrsrelevanten Beeinträchtigungen der geistigen und/oder psychisch-funktionalen Voraussetzungen.

Die festgestellten Defizite des Klienten sind durch einen Kurs für verkehrs- bzw. alkoholauffällige Kraftfahrer genügend beeinflussbar.

Hypothesen als Grundlage der Untersuchung

7. Wiederholte oder schwere Verkehrszuwiderhandlungen ohne Alkoholeinfluss

Der Klient verfügt mittlerweile über eine ausreichende Selbstkontrolle bei der Einhaltung von Verkehrsregeln (im Sinne ausreichender und realistischer Beobachtung und/oder Bewertung des eigenen Verhaltens).

Der Klient weist im medizinischen Bereich keine eignungsausschließenden Beeinträchtigungen auf.

Beim Klienten bestehen keine verkehrsrelevanten Beeinträchtigungen der geistigen und/oder psychisch-funktionalen Voraussetzungen.

Die festgestellten Defizite des Klienten sind durch einen Kurs für verkehrs- bzw. alkoholauffällige Kraftfahrer genügend beeinflussbar.

8. Fahreignungsrelevante Verstöße gegen strafrechtliche Bestimmungen

Der Klient ist zur Einhaltung gesetzlicher Bestimmungen motiviert und in der Lage und/oder zeigt keine grundsätzliche antisoziale Einstellung.

Der Klient weist im medizinischen Bereich keine eignungsausschließenden Beeinträchtigungen auf.

Beim Klienten bestehen keine verkehrsrelevanten Beeinträchtigungen der geistigen und/oder psychisch-funktionalen Voraussetzungen.

9. Befreiung von Vorschriften über das Mindestalter

Die psychisch-funktionale Leistungsfähigkeit entspricht im Wesentlichen bereits den Anforderungen an die beantragte Fahrzeugklasse (orientiert an der Populationsnorm der Verkehrsteilnehmer).

Es finden sich keine Hinweise auf intellektuelle Minderleistungen.

Aus der bisherigen Lebensentwicklung sind im Hinblick auf eine sichere Verkehrsteilnahme keine Risikofaktoren ableitbar.

Hypothesen als Grundlage der Untersuchung

Es ist bereits eine ausreichende Bereitschaft oder Fähigkeit vorhanden, das Verhalten an sozialen Normen zu orientieren und/oder es liegen keine anderen erheblichen Reifeverzögerungen vor.

10. Erhebliche Auffälligkeiten bei der Fahrerlaubnisprüfung, die nach § 18 Abs. 3 FeV mitgeteilt worden sind

   Es liegen keine eignungsausschließenden verkehrsmedizinisch oder verkehrspsychologisch relevanten Mängel vor.

   Für die Prüfungsauffälligkeit sind keine gravierenden psycho-funktionalen oder intellektuellen Leistungsmängel verantwortlich zu machen.

   Die der Prüfungsauffälligkeit zu Grunde liegende gesteigerte psychische Labilität führte nur in der Prüfungssituation zu unkontrollierten Handlungen, was so in zukünftigen Stresssituationen nicht zu erwarten ist.

   Für die Prüfungsauffälligkeit ist keine normabweichende Erlebnisverarbeitung oder eine psychische Erkrankung verantwortlich zu machen.

   Aus der persönlichen Entwicklung und der Lebenssituation sind keine Risikofaktoren abzuleiten. Insbesondere ist Einsicht in die Notwendigkeit des Bestehens und der Einhaltung sozialer Normen vorhanden.

   Es liegen derzeit keine Hinderungsgründe dagegen vor, dass Ausbildungs- oder Fertigkeitsmängel beseitigt werden können.

11. Fahrerlaubnis zur Fahrgastbeförderung

   Der Klient weist im medizinischen Bereich keine eignungsausschließenden Beeinträchtigungen auf.

   Die psycho-funktionale Leistungsfähigkeit entspricht den erhöhten Anforderungen an die gewerbliche Personenbeförderung.

Bei Zweifeln, ob der Klient Gewähr dafür bietet, der besonderen Verantwortung bei der Beförderung von Fahrgästen gerecht zu werden, insbesondere bei Verstößen gegen allgemein straf- und/oder verkehrsrechtliche Bestimmungen einschließlich solcher mit Alkohol, ist zudem sicherzustellen

   Die Anforderungen an die charakterliche Eignung, insbesondere an die Impulskontrolle, an Risiko vermindernde Einstellungen und an die soziale Anpassungsbereitschaft sind erfüllt.

2.3 Operationalisierung der diagnostischen Hypothesen

Die Operationalisierung der verkehrspsychologischen/-medizinischen Hypothesen über das Fahr- bzw. Trink-/Fahrverhalten von Fahrerlaubnisinhabern bzw. -bewerbern besteht darin, dass den begründeten Annahmen (= diagnostische Hypothesen) Beurteilungskriterien und Indikatoren bis zur Ebene konkreter *Fragen* und Untersuchungsverfahren zugeordnet werden, die einzeln oder in ihrer Gesamtheit eine Entscheidung über die Richtigkeit der Annahmen herbeiführen können. Unter Operationalisierung versteht JÄGER (1986, S. 140), dass die in der differenzierten psychologischen Fragestellung, unter Zugrundelegung einer diagnostischen Strategie und Zielsetzung, sowie in der (den) Hypothese(n) zum Ausdruck kommenden psychologischen Begriffe, durch eine hinreichend genaue Beschreibung der Verfahrensweisen festgelegt werden, wie eben diese Begriffe erfasst (gemessen) werden sollen.

Operationalisierung der diagnostischen Hypothesen

Wie es Aufgabe des Diagnostikers ist, im diagnostischen Prozess auf den Einzelfall bezogene, differenzierte Fragestellungen und Hypothesen zu formulieren, so ist es auch seine Aufgabe, die Operationalisierung einzelfallbezogen vorzunehmen.

2.4 Beurteilungskriterien und Indikatoren

Die amtlich anerkannten Begutachtungsstellen für Fahreignung müssen sicherstellen, „dass die Begutachtung nachprüfbar nach einheitlichen Verfahrensweisen und Beurteilungskriterien … erfolgt" (BASt, 2004). Dazu dienen die hier vorliegenden Beurteilungskriterien und Indikatoren. Sie sind nach dem Stand der Wissenschaft und nach den Erkenntnissen, die im Rahmen des Erfahrungsaustausches beim VdTÜV gewonnen werden, erstellt und unter Berücksichtigung der Begutachtungs-Leitlinien zur Kraftfahrereignung weiterentwickelt worden.

Die *Beurteilungskriterien* für verschiedene Anlassgruppen sind in den Kapiteln 3 und 4 aufgeführt. Für jedes einzelne Kriterium gilt, dass es ggf. die Argumentationslast einer Entscheidung allein tragen kann. Die Kriterien müssen durch die Zuordnung von Indikatoren präzisiert werden.

Diese *Indikatoren* stellen diagnostische Elemente (Befunde, Daten) dar, die auf einem niedrigen Abstraktionsniveau stehen und somit eine Brücke schlagen zwischen

– einem Sachverhalt, der in der Untersuchung ermittelt wurde (z. B. als Äußerung des Klienten in der Exploration) und
– dem Kriterium.

Sie sind in Kapitel 5 und 6 dargestellt. Während also jedes *Kriterium* ggf. die Argumentationslast allein tragen kann, bezeichnen die *Indikatoren* in der Regel diagnostisch bzw. prognostisch relevante Details. Indikatoren haben keine einheitliche Funktion. Sie konkretisieren

Beurteilungs-kriterien und Indikatoren oder präzisieren die Inhalte der Kriterien oder haben exemplarischen Charakter. In anderen Fällen beschreiben sie die Bedingungen, unter denen ein Kriterium als erfüllt gelten kann. Die Indikatoren sind ungewichtet und erheben keinen Anspruch auf Vollständigkeit.

Den unter Abschnitt 2.2 für die verschiedenen Anlässe formulierten Hypothesen müssen jeweils diejenigen Kriterien zugeordnet werden, die eine Entscheidung über die Hypothese erlauben.

Für die Beurteilung folgender, in Abschnitt 2.2 genannter Anlässe liegen ausgearbeitete Beurteilungskriterien und Indikatoren vor

4. Betäubungs- und Arzneimittel
6. Verkehrszuwiderhandlungen unter Alkoholeinfluss
7. Wiederholte oder schwere Verkehrszuwiderhandlungen
8. Fahreignungsrelevante Verstöße gegen strafrechtliche Bestimmungen.

Die Bewertung der übrigen Anlässe erfolgt nach den oben formulierten Hypothesen in Verbindung mit den Ausführungen der Begutachtungs-Leitlinien zur Kraftfahrereignung (BASt, 2000).

Die Hypothesen und Kriterien für die Beurteilung der Fallgruppen 6–8 (Verhaltensauffälligkeiten mit und ohne Alkohol) sind in Abschnitt 3, die für die Fallgruppe 4 (Auffälligkeiten mit BtM) in Abschnitt 4 dargestellt.

Kriterien mit dem Buchstaben **A**	beziehen sich auf Verhaltensauffälligkeiten unter Alkoholeinfluss.
Kriterien mit dem Buchstaben **V**	beziehen sich auf Verhaltensauffälligkeiten ohne Alkoholeinfluss.
Kriterien mit den Buchstaben **AV**	beziehen sich auf Verhaltensauffälligkeiten mit und ohne Alkohol.
Kriterien mit dem Buchstaben **D**	beziehen sich auf Drogenmissbrauch.

Die Hypothese 0 (Verwertbarkeit der Befunde) wird mit keinem Zuordnungsbuchstaben versehen, da sie als eine Art Meta-Hypothese Anlass übergreifend Gültigkeit hat (vgl. Abschnitt 2.6 und 3).

2.5 Untersuchungsplanung

Wie im Abschnitt 2.2 bereits ausgeführt, liegen mit dem System der diagnostischen Hypothesen und Beurteilungskriterien Entscheidungsgrundlagen für den Einzelfall vor, die das konkrete Vorgehen hinsichtlich der Ausgestaltung der Untersuchung strukturieren. Anhand der Fragestellung werden zunächst die für den jeweiligen Untersuchungsanlass relevanten diagnostischen Hypothesen und zugeordneten Kriterien ausgewählt. Auf der Grundlage der anschließenden Aktenanalyse wird dann geplant, wie die notwendigen Daten bzw. Befunde konkret erhoben werden sollen, um

Untersuchungsplanung

a) im Verlauf der Untersuchung – soweit dies nicht schon vor deren Beginn festgelegt werden kann – endgültig entscheiden zu können, welche diagnostischen Hypothesen im Einzelfall geprüft werden müssen und
b) eine Entscheidung treffen zu können, ob die den jeweiligen diagnostischen Hypothesen zugeordneten Kriterien erfüllt sind oder nicht.

2.6 Auswertung von Informationen und Befunden

Bei der Verkehrsvorgeschichte, den verkehrsrelevanten biographischen Daten, den Testbefunden und Befunden aus so genannten nicht standardisierten Verfahren handelt es sich um Daten, die geeignet sind, die in den Beurteilungskriterien gestellten Anforderungen zu überprüfen. Die zur Beantwortung der Fragestellung notwendigen Daten werden analysiert.

Soweit es sich um standardisierte Verfahren handelt, erfolgt eine normative Testauswertung. Die Aufgabe des Gutachters ist, die ermittelte Testnorm im Beurteilungsprozess richtig zu platzieren.

Der Gutachter muss (vorrangig bei auffälligen Befunden) folgende Fragen beantworten

– *Haben situative Faktoren das Testergebnis beeinflusst?*
– *Wirken sich Sprachprobleme auf das Testergebnis aus?*
– *Spielen Intelligenzdefekte eine Rolle?*
– *Waren Kultureinflüsse wirksam?*
– *Können die Testergebnisse kompensiert werden?*
– *Ist mit Überkompensation zu rechnen?*
– *Kann der Klient über seine Leistungsfähigkeit verfügen?*
– *Konfrontiert sich der Klient mit seinen Fehlverhaltensweisen?*
– *Neigt der Klient dazu sozial wünschenswerte Antworten zu geben, ohne dass die geäußerten Einstellungen im Verhalten verankert wurden?*

Informationen und Befunde, die mit nicht standardisierten Verfahren gewonnen wurden (z. B. aus Explorationsdaten, Verhaltensbeobachtungen) sind besonders unter dem Aspekt der Stimmigkeit zu gewichten.

Auswertung von Informationen und Befunden

Für eine Entscheidung über die Annahme oder Zurückweisung einer Hypothese oder die Erfüllung eines Kriteriums sind in der Regel einzelne Befunde nicht ausreichend. Entscheidend sind vielmehr die Beziehungen, in denen die einzelnen Befunde stehen sowie deren Gewichtung.

Unabhängig von den Anlassgruppen ist die *Verwertbarkeit der Befunde* zu überprüfen. Es wird ergänzend zu den in Abschnitt 2.2 für jede Fragestellung angeführten diagnostischen Hypothesen eine weitere übergreifende Hypothese 0 formuliert

Die in der Untersuchung erhobenen Befunde, insbesondere das gewonnene Gesamtbild, sind zur Beantwortung der behördlichen Fragestellung im Sinne einer günstigen Verkehrsverhaltensprognose verwertbar.

Auch diese Hypothese wird im Sinne eines Anforderungsprofils durch Kriterien und einen beispielhaften Katalog von Indikatoren konkretisiert bzw. operationalisiert.

2.7 Absicherung der diagnostischen Hypothesen

Die Absicherung der Untersuchungshypothesen besteht im Wesentlichen darin, dass die unter Abschnitt 2.2 aufgeführten Hypothesen auf der Basis der erhobenen Befunde mit Hilfe der ihnen zugeordneten Kriterien entschieden werden.

Die behördlichen Eignungszweifel werden *bestätigt*, wenn eine der für die Fragestellung zu stellenden Anforderungen nicht erfüllt ist.

Die behördlichen Eignungszweifel sind *widerlegt*, wenn alle für den Einzelfall relevanten Hypothesen bestätigt werden konnten, also alle an den Untersuchten zu stellenden Anforderungen erfüllt sind.

2.8 Unterschiedliche Qualitäten der Diagnostik

Am Ende des diagnostischen Entscheidungsprozesses steht die Beantwortung der Fragestellung, die zumeist eine Diagnose des Ist-Zustands sowie eine Prognose über zukünftiges Verhalten enthält (vgl. Abschnitt 2.2). Abhängig von den verschiedenen Zielen, die mit dem Auftrag einer med.-psych. Untersuchung verbunden sind, können zudem zwei verschiedene *Qualitäten der Diagnostik* unterschieden werden:

1. Nachweisdiagnostik

Von Nachweisdiagnostik kann gesprochen werden, wenn der Klient darlegen möchte, dass er die besonderen Anforderungen erfüllt, die an die Übernahme einer besonderen Verantwortung im Straßenverkehr gebunden sind (z. B. Fahrgastbeförderung). Dies gilt gleichermaßen für eine angestrebte Befreiung von bestehenden Verkehrsvorschriften (z. B. Mindestalter). In beiden Fällen soll der *positive Nachweis* erbracht werden, dass die gestellten Anforderungen von der überprüften Person auch erfüllt werden.

Unterschiedliche Qualitäten der Diagnostik

2. Entlastungsdiagnostik

Hat eine Verhaltensauffälligkeit in der Vergangenheit bereits dazu geführt, dass einem Verkehrsteilnehmer die Eignung abgesprochen worden ist (z. B. durch ein Gericht) oder werden der Behörde Tatsachen bekannt, die die Eignung in Frage stellen, möchte sich der Betreffende durch eine med.-psych. Untersuchung von der Annahme *entlasten*, dass er ungeeignet ist. Er macht für sich also günstige Umstände oder eine Veränderung geltend, die die Eignungsbedenken entkräften. Bei Verkehrsauffälligen kann auch davon gesprochen werden, dass die statistisch durch Gruppenbetrachtungen begründete Annahme der erneuten Verhaltensauffälligkeit im Verkehr (Wiederholungswahrscheinlichkeit) in einem individuellen Fall überprüft und gegebenenfalls entkräftet werden soll.

Der *diagnostische Prozess* bei der Frage nach einer möglichen Entlastung von begründeten Bedenken besteht wiederum aus der Überprüfung dreier wesentlicher Elemente:

a) *Überprüfung der Verwertbarkeit von Angaben und Befunden*

Können in einer Untersuchung keine ausreichend aussagekräftigen Befunde erhoben werden oder fehlt es gar gänzlich an Kooperationsbereitschaft seitens des Klienten, so können keine gesicherten Aussagen darüber gemacht werden, ob sich der individuelle Fall günstig von der Anfangserwartung (vgl. Abschnitt 2.2) unterscheidet. Das Gutachten müsste sich in so einem Fall auf die Bewertung der Vorgeschichtsdaten sowie der wissenschaftlichen Literatur und der daraus abzuleitenden Risiken für den Straßenverkehr beschränken. Allenfalls könnten noch Aussagen über mögliche Ursachen einer nicht verwertbaren Befundlage gemacht und Empfehlungen daraus abgeleitet werden. Die eigentliche Fragestellung der Behörde bliebe jedoch in wesentlichen Teilen unbeantwortet bzw. die Antwort bliebe auf gruppenstatistische Aussagen beschränkt.

b) *Ausschluss aktueller Beeinträchtigungen der Fahrtüchtigkeit*

Ein Teil der bestehenden Bedenken bezieht sich häufig auf aktuell vorliegende Beeinträchtigungen der Fahrtüchtigkeit, etwa infolge eines Leistungsabbaus bei chronischem Alkoholmissbrauch oder auf Grund medizinischer Folgeschäden von Drogenmissbrauch. Die Durchführung funktionspsychologischer und ärztlicher Untersuchungen

Unterschiedliche Qualitäten der Diagnostik

dient der Entlastung von dieser Annahme, sofern sie aus der Vorgeschichte nachvollziehbar abgeleitet werden konnte. In welchen Fällen im Gutachten zu diesem Bereich Stellung genommen werden muss, ist der behördlichen Fragestellung in Verbindung mit den Begutachtungs-Leitlinien zur Kraftfahrereignung (BASt, 2000) zu entnehmen.

c) *Bewertung eines Veränderungsprozesses*

Vor allem bei verkehrsauffälligen Kraftfahrern wird die Bewertung von Veränderungen, die seit der vergangenen Auffälligkeit eingetreten sind, die zentrale Schlüsselrolle im Gutachten einnehmen. Der Begutachtete möchte sich ja von der Annahme entlasten, er werde sich zukünftig ebenso verhalten, wie in der Vergangenheit, habe also in den Einstellungen und im Verhalten nichts verändert. Die Diagnose von Veränderungsprozessen konzentriert sich hierbei auf die Variablen Motivation, Zweckdienlichkeit, Umsetzungsgrad und Stabilisierung, um ggf. zu der prognostisch günstigen Aussage gelangen zu können, dass für die Zukunft die Wahrscheinlichkeit einer Wiederholung des problematischen Verhaltens gering ist.

Kann der Nachweis besonderer Voraussetzungen nicht geführt werden oder kann sich der Klient nicht von den aus der Vorgeschichte abgeleiteten Bedenken entlasten, sind in der Untersuchung damit implizit Defizite erkannt worden, die einer positiven Beurteilung entgegenstehen.

Ist diese Befundlage durch aktives Mitwirken des Klienten veränderbar, kann die gutachterliche Beantwortung der Fragestellung durch eine *Empfehlung* ergänzt werden. Der Gutachter hat hierbei zunächst dazu Stellung zu nehmen, ob ein anerkannter Kurs zur Wiederherstellung der Fahreignung (vgl. § 70 FeV) geeignet ist, die verbleibenden Bedenken auszuräumen. Eine Kursempfehlung ist grundsätzlich dann angezeigt, wenn trotz einer belastenden Vorgeschichte Anzeichen dafür vorhanden sind, dass eine Einstellungs- und Verhaltensänderung

– angestrebt wird und erreichbar ist,
– in Ansätzen bereits zustande gekommen ist, aber vervollständigt werden muss oder
– vollzogen wurde, aber der Systematisierung und Stabilisierung bedarf.

Hierbei ist zu berücksichtigen, dass auch Verhaltensänderungen, die primär bei fehlendem Problembewusstsein aus vordergründigen Motiven (z. B. sozialer Druck, Wunsch nach der Fahrerlaubnis) eingeleitet wurden, bei der Kursteilnahme durch die eingeleiteten Einsichtsprozesse eine motivationale Umorientierung und Festigung erfahren. Eine Kursempfehlung stellt für den (noch) nicht geeigneten Klienten die am geringsten belastende Maßnahme zum Erreichen des Ziels der Fahreignung dar und greift auch nicht unangemessen in seine persönliche Sphäre ein (Übermaßverbot). Sie ist in jedem Fall zu prüfen und kann bei fehlenden Eignungsvoraussetzungen regelmäßig ausgesprochen werden, wenn die in Hypothese 9 (vgl. Abschnitt 3) bzw. Hypothese D 7 (vgl. Abschnitt 4) formulierten Anforderungen erfüllt werden.

Unterschiedliche Qualitäten der Diagnostik

Die Wirksamkeit ist für die von der BASt anerkannten Kursmodelle

- für alkoholauffällig gewordene Kraftfahrer: LEER, IFT, IRAK, K 70
- für Fahrer mit hohem Punktestand: PS – Punktefrei und sicher fahren, REHA-PS, ABS oder
- für Fahrer mit Drogenauffälligkeit: DRUGS, SPEED-02

belegt. Eine Teilnahme an diesen Kursen führt zur Wiedererlangung der Fahrerlaubnis, wenn die Erfolgsaussichten in einem vorausgehenden Gutachten für den Einzelfall bestätigt wurden.

Kann bei noch bestehenden Eignungsbedenken keine Teilnahme an einem derartigen Kurs empfohlen werden, so kommen individuell sehr unterschiedliche Möglichkeiten einer Intervention in Betracht, deren Erfolg im Einzelfall jedoch nicht vorhersehbar ist und einer weiteren Überprüfung durch eine Fahreignungsbegutachtung bedarf.

Zur Verbesserung der Eignungsvoraussetzungen vor einer späteren Untersuchung können in diesen Fällen empfohlen werden

- Gespräch (z. B. Beratungsstellen)
- rehabilitative verkehrspsychologische Einzel- oder Gruppenmaßnahmen
- psychotherapeutische Einzel- oder Gruppeninterventionen (nach dem PsyThG)
- Selbsthilfegruppen
- ärztliche Betreuung.

Es wird hierbei nicht übersehen, dass vereinzelt auch eine Selbstkorrektur (Spontanremission) in der Lage sein kann, die Eignungsvoraussetzungen zum Führen von Kraftfahrzeugen zu verbessern.

2.9 Grundsätze der Gutachtenerstellung

Die Grundsätze der Gutachtenerstellung dienen dazu, eine einheitliche Begutachtungspraxis zu fördern unter gleichzeitiger Berücksichtigung des aktuellen Erkenntnisstandes der beteiligten Fachdisziplinen (Psychologie, Medizin, Rechts- und Ingenieurwissenschaften). Die

Grundsätze der Gutachtenerstellung

Grundsätze sind somit nicht statisch zu verstehen, sondern gemäß den rechtlichen Anforderungen an die jeweiligen formalen Wissenschaftsstandards fortzuschreiben.

2.9.1 Gutachtenaufbau

Jedes Gutachten enthält im Prinzip folgende Elemente, die in ihrer Reihenfolge ein Aufbauschema darstellen

I. Anlass und Fragestellung der Untersuchung

II. Überblick über die Vorgeschichte
   - Aktenübersicht
   - Begründung der Eignungsbedenken
   - Voraussetzung für eine günstige Prognose (Darlegung der geprüften Hypothesen)

III. Untersuchungsbefunde

   A Medizinische Untersuchungsbefunde
   (ggf. Darstellung der Methoden, Befunde; Anamnese, körperlicher Befund, Laboranalytik)

   B Psychologische Untersuchungsbefunde
   (Darstellung der Methoden, Befunde; Untersuchungsgespräch, Leistungstests, Fragebogenverfahren)

IV. Bewertung der Befunde
   (Interdisziplinäre Interpretation der Befunde und ihrer Bedeutung für die Annahme oder Zurückweisung der unter II. angeführten Hypothesen (Voraussetzungen))

V. Beantwortung der Fragestellung (und Empfehlungen)

2.9.2 Interdisziplinarität

Grundsätzlich ist die medizinisch-psychologische Untersuchung eine ganzheitliche Untersuchung mit einer integrativen Bewertung aller vorliegenden medizinischen und psychologischen Befunde. Nur so können Wechselwirkungen und Kompensationsmöglichkeiten Fachdisziplin übergreifend zwischen biologischen, körperlichen, psychischen, sozialen und ggf. technischen Einflussgrößen erfasst werden.

Sind im Rahmen eines Antragsverfahrens bereits vor der Untersuchung auf Veranlassung der Behörde extern Befunde erhoben worden (etwa im Rahmen eines ärztlichen Gutachtens) und liegen diese vor, kann das bei der Planung der Untersuchung und beim Umfang der Befunderhebung entsprechend berücksichtigt werden. Ein vollständiger Verzicht auf den medizinischen oder psychologischen Teil der med.-psych. Untersuchung ist jedoch in keinem Fall möglich.

Auch bei Auffälligkeiten, die eine medizinische Ursache oder körperliche Folgeschäden zunächst nicht nahe legen (z. B. Eintragung von 18 Punkten im VZR), ist der medizinische Teil der Untersuchung erforderlich, um zumindest dem Klienten die Möglichkeit zu geben, eventuelle medizinische Ursachen für Verhaltensauffälligkeiten anzusprechen. Die medizinische Untersuchung ist jedoch unter Beachtung der Anlassbezogenheit der Begutachtung in der Befunderhebung weitgehend eingeschränkt (etwa auf die anamnestische Befragung), wenn sich keine entsprechenden konkreten Hinweise auf körperliche Ursachen ergeben sollten.

Interdisziplinarität

2.9.3 Nachvollziehbarkeit

Das Gutachten muss nachvollziehbar sein. Die Nachvollziehbarkeit betrifft die logische Ordnung (Schlüssigkeit) des Gutachtens. Sie erfordert die Wiedergabe der wesentlichen Befunde und die Darstellung der zur Beurteilung führenden Schlussfolgerungen.

Insbesondere ist zu beachten

- Entscheidungsrelevante Argumente müssen sich auf den gegenwärtigen Status beziehen. Empirische oder statistische Fakten geben lediglich den Hintergrund der Entscheidung ab (sie sind damit aber für die Objektivität der zu Grunde gelegten Anforderungen unverzichtbar).
- Positive Beurteilungen müssen auf deutliche positive (innere und/oder äußere) Veränderungen beim Klienten hinweisen.
- Werden Befunde aufgeführt, die der abschließenden Eignungsaussage widersprechen, muss verdeutlicht werden, warum sie zugunsten der gegenläufigen Befunde hintangestellt werden.
- Der Bezug einer bewertenden Aussage zum Befund (Testergebnis, Beobachtung, Äußerung) muss eindeutig sein.
- Äußerungen des Klienten müssen, soweit sie entscheidungsrelevant sind, inhaltlich (direkte oder indirekte Rede) wiedergegeben werden.
- Nach einem Vorgutachten ist eine davon abweichende Beurteilung vor dem Hintergrund der damaligen Argumentation zu begründen, d. h. die Veränderung des Verhaltens, der Einstellung, der Lebensbedingungen oder der Bewertung muss deutlich werden.
- Bei Mehrfachfragestellung muss jede der Fragen einzeln beantwortet werden.

2.9.4 Nachprüfbarkeit

Das Gutachten muss nachprüfbar sein. Die Nachprüfbarkeit betrifft die Wissenschaftlichkeit der Begutachtung. Sie erfordert, dass die

Nachprüfbarkeit Untersuchungsverfahren und die erhobenen Befunde angegeben sind. Bei der Widergabe des Untersuchungsgesprächs genügt jedoch die Angabe der für die Bewertung wesentlichen Gesprächsinhalte. Soweit die Schlussfolgerungen im Gutachten auf Forschungsergebnisse gestützt sind, sollen diese als Quellen genannt werden. Das Gutachten soll aber nicht im Einzelnen die wissenschaftlichen Grundlagen für die Erhebung und Interpretation der Befunde wiedergeben.

2.9.5 Verständlichkeit

Die Gutachten sind, soweit es die Terminologie der einzelnen Fachdisziplinen zulässt, in allgemein verständlicher Sprache abzufassen. Eine Vereinfachung der Darstellung ist notwendig, um sowohl der Behörde als auch dem Betroffenen zu ermöglichen, das Gutachten zu verstehen. Verwendete Fachtermini sollen so weit wie möglich erklärt werden.

2.9.6 Empfehlungen

Werden in einem Gutachten Eignungsmängel festgestellt oder nicht ausgeräumt, soll dem Klienten eine Empfehlung i. S. einer orientierenden Hilfestellung gegeben werden (vgl. Abschn. 2.8). Darin können Wege aufgezeigt werden, wie der Untersuchte seine jeweiligen Fahreignungsdefizite beheben kann (z. B. Nachschulung, Therapie oder sonstige Verhaltensmodifikationen). Das Gutachten kann auch den Hinweis enthalten, dass die Empfehlungen mündlich gegeben wurden.

3 Hypothesen und Beurteilungskriterien bei Alkohol- und Verkehrsauffälligkeiten (AV)

Die im Folgenden aufgeführten Beurteilungskriterien **A** (Alkohol), **V** (verkehrs- und strafrechtlich) und **AV** (übergreifend) markieren zwei Schnittstellen:

Die erste Reihe von Kriterien ermöglicht grundsätzlich die Teilnahme an einem Kurs zur Wiederherstellung der Fahreignung (§ 70 FeV) und zur Ausräumung der verbliebenen Bedenken, auch wenn (mindestens) eine der Anforderungen dieser Kriterien nicht erfüllt ist. Eine Überprüfung der Kurseignung im Einzelfall erfolgt dann separat durch die Kriterien der Hypothese 9.

- Diese Kriterien sind nach der Ordnungsnummer gekennzeichnet mit: **K**

Die zweite Reihe führt zu dem Ergebnis, dass die Voraussetzungen zur sicheren Verkehrsteilnahme durch eine Kursteilnahme nicht geschaffen werden können.

- Diese Kriterien sind nach der Ordnungsnummer gekennzeichnet mit: **N**

Sofern ein diagnostisches Kriterium innerhalb einer Hypothese mit N gekennzeichnet ist (z. B. AV 2.1 N), so ist dies nicht in dem Sinne zu interpretieren, dass bei Vorliegen dieser Diagnose grundsätzlich eine Kursteilnahme ausgeschlossen ist. Vielmehr ist zwar die diagnostische Einordnung nicht durch einen Kurs zu verändern und es wird zur Problembewältigung in der Regel eine weiterreichende Maßnahme erforderlich sein, im Einzelfall können jedoch im Verlauf einer insgesamt günstigen Entwicklung noch Restbedenken vorliegen, die durch eine Kursteilnahme hinreichend beeinflusst werden können (vgl. AV 2.4 K).

Darüber hinaus ist festzustellen, dass der Katalog der den 9 Hypothesen zugeordneten Kriterien in der Untersuchung anlass- und einzelfallbezogen Berücksichtigung findet. Welche Hypothesen der Gutachter sinnvollerweise überprüft, hängt also wesentlich von der behördlichen Fragestellung und der Vorgeschichte des Betroffenen ab (vgl. Abschnitt 2.5).

Grundsätzlich gilt etwa bei der Alkoholfragestellung, dass nach Verneinung der Relevanz der *Hypothesen 1 und 2* stets die *Hypothesen 3 und 4*

Hypothesen und Beurteilungskriterien AV

überprüft werden müssen. Ist die gutachterliche Entscheidung im Rahmen der Überprüfung einer der Hypothesen bereits getroffen, sind die anderen nicht mehr relevant (treffen also die Voraussetzungen der Hypothese 1 (Alkoholabhängigkeit) zu, sind die Hypothesen 2, 3 und 4 nicht mehr zu betrachten). Die Überprüfung der Hypothesen und der zugeordneten Kriterien wird also (nur) so lange fortgesetzt, bis eine Entscheidung abgesichert werden kann.

Hypothese 0 ist bei allen Fragestellungen zu berücksichtigen, sollte aber nur dann eine Entscheidung allein tragen müssen, wenn es dem Gutachter trotz aller professionellen Bemühungen nicht gelungen ist, den Klienten soweit zur Mitarbeit zu motivieren, dass verwertbare Befunde zu erheben sind.

Die *Hypothesen 7 und 8* sind zusätzlich bei all den Fragestellungen relevant, bei denen die körperlich-geistige Eignung (mit) zu prüfen ist.

Hypothese 9 wird immer dann berücksichtigt, wenn die Problematik grundsätzlich noch einer Bearbeitung durch einen geeigneten Kurs zur Wiederherstellung der Fahreignung zugänglich ist (Nichterfüllen eines K-Kriteriums).

Die Kriterien, die in *Hypothese 5* zusammengefasst sind, beschäftigen sich speziell mit den Eignungsfragen nach erheblicher oder vermehrter Verkehrsauffälligkeit (i.d.R. ohne Alkohol). *Hypothese 6* enthält darüber hinaus Kriterien für Fragestellungen nach strafrechtlicher Auffälligkeit.

Am Beispiel der Hypothese 2, Kriterium A 2.4 K („Der Klient ist zu einem dauerhaften Alkoholverzicht motiviert …") sollen die wichtigsten Merkmale der Beurteilungskriterien verdeutlicht werden.

Im konkreten Fall muss die zu begutachtende Person dem Gutachter z.B. stimmig und nachvollziehbar schildern,

– welche Gründe zu einem Alkoholverzicht geführt haben,
– wie der persönliche Entscheidungsprozess bei ihm abgelaufen ist oder
– worin sich der jetzige Alkoholverzicht von eventuellen früheren Trinkpausen unterscheidet.

Kann der Untersuchte dies dem Gutachter nicht oder zumindest nicht stimmig darlegen, so ist damit die Annahme eines dauerhaft wirksamen Motivs für den Alkoholverzicht nicht mehr möglich. Auch die gesamte Annahme der Hypothese 2, dass bei fehlender Kontrollfähigkeit ein konsequenter Alkoholverzicht stabil eingehalten werden kann, muss als nicht als erfüllt gelten (Rückfallgefahr wegen fehlender Motivation). Der Gutachter wird aber prüfen, ob die erforderliche motivationale Grundlage durch eine Kursteilnahme und die dort erfolgende Problemreflexion erreicht werden kann.

Hypothesen und Beurteilungskriterien AV

Zuvor hat er durch Überprüfung des Kriteriums 2.1 bereits die Frage nach der Notwendigkeit des Alkoholverzichts feststellen müssen, um diese Hypothese überhaupt als entscheidungsrelevant ansehen zu können. Auch ist er zu der Überzeugung gekommen, dass ein Alkoholverzicht nachvollziehbar vorliegt und von ausreichender Dauer ist (Kriterien 2.2 und 2.3). Da diese Voraussetzungen in einem Kurs nicht geschaffen werden können bzw. bei Nichterfüllen der Anforderung einer Kursteilnahme entgegenstehen, sind diese Kriterien als N-Kriterien gekennzeichnet.

Hypothese 0

> **Die in der Untersuchung erhobenen Befunde, insbesondere das gewonnene Gesamtbild, sind zur Beantwortung der behördlichen Fragestellung im Sinne einer günstigen Verkehrsverhaltensprognose verwertbar.**

Der Klient kooperiert in einem situationsangemessenen Maß.	Kriterium 0.1 N
Der Klient zeigt sich im Gespräch so weit offen, dass die für die Problem- und Verhaltensanalyse notwendigen Hintergrundinformationen zu erhalten sind.	Kriterium 0.2 N
Die Kommunikation des Klienten ist im Wesentlichen frei von inneren Widersprüchen.	Kriterium 0.3 N
Die Angaben des Klienten widersprechen nicht dem gesicherten Erfahrungswissen, den wissenschaftlichen Erkenntnissen und/oder der Aktenlage.	Kriterium 0.4 N
Die Angaben des Klienten widersprechen nicht den Befunden (medizinische Befunde, Leistungsbefunde etc.).	Kriterium 0.5 N

Hypothese 1

> Liegt Alkoholabhängigkeit vor, ist sie ausreichend behandelt bzw. aufgearbeitet?

▪ Kriterien für das Vorliegen einer Alkoholabhängigkeit

Kriterium A 1.1 N Eine Alkoholabhängigkeit wurde bereits extern diagnostiziert.

Kriterium A 1.2 N Eine Alkoholabhängigkeit ist aktuell zu diagnostizieren.

▪ Kriterien für eine angemessene Problembewältigung

Kriterium A 1.3 N Der Klient hält bei einer diagnostizierten Alkoholabhängigkeit Abstinenz ein.

Kriterium A 1.4 N Der Klient hat die Alkoholabhängigkeit bzw. die ihr zu Grunde liegende Problematik – in der Regel mit suchttherapeutischer Unterstützung – aufgearbeitet.

Kriterium A 1.5 N Der Klient ist zur Aufrechterhaltung einer alkoholabstinenten Lebensweise motiviert. Die Motivation ist nachvollziehbar und ausreichend gefestigt.

Kriterium A 1.6 N Die Alkoholabstinenz ist stabil, da sie durch Rückfall vermindernde Maßnahmen und das soziale Umfeld gestützt wird und von ausreichender Dauer ist.

Kriterium A 1.7 N Falls der Klient innerhalb der zurückliegenden Abstinenzphase kurzfristig Alkohol konsumiert hat („lapse"), lässt sich dies trotzdem mit der Erwartung einer langfristigen, ausreichend stabilen alkoholabstinenten Lebensweise vereinbaren.

Hypothese 2

> Ist aus der „Lerngeschichte" des Klienten die Notwendigkeit eines Verzichts auf den Konsum alkoholhaltiger Getränke abzuleiten, wird Alkoholverzicht auch konsequent und stabil eingehalten?

▪ Kriterium für die Notwendigkeit eines konsequenten Alkoholverzichts

Kriterium A 2.1 K Der Klient ist zum kontrollierten Alkoholkonsum nicht hinreichend zuverlässig in der Lage.

Kriterien zur Problembewältigung

Der Klient verzichtet konsequent auf den Konsum alkoholischer Getränke.	Kriterium A 2.2 N
Der Alkoholverzicht ist stabil, da er durch das soziale Umfeld (und evtl. durch weitere Rückfall vermindernde Maßnahmen) gestützt, zumindest aber nicht gefährdet wird und von ausreichender Dauer ist.	Kriterium A 2.3 N
Der Klient ist zu einem dauerhaften Alkoholverzicht motiviert. Die Motivation ist nachvollziehbar und (evtl. mit fachlicher Unterstützung) ausreichend gefestigt.	Kriterium A 2.4 K
Sofern der Klient eine unterstützende psychologische Maßnahme absolviert hat, war diese problemangemessen und erfolgreich.	Kriterium A.2.5 K
Der Klient konnte durch den Verzicht auf Alkohol neue Erfahrungen mit der eigenen Kompetenz (und sozialen Rückmeldungen) sammeln, die auch zukünftig als „Verstärker" zur Einhaltung des Alkoholverzichts beitragen.	Kriterium A 2.6 K

Der Klient ist auf Grund eines angemessenen Problembewusstseins und bei reduzierten Alkoholtrinkmengen sowie ausreichender Steuerungsfähigkeit dauerhaft in der Lage, kontrolliert Alkohol zu trinken.	Hypothese 3

Der Klient bietet keine anamnestischen, körperlichen und Laboruntersuchungsbefunde, die auf schädigenden oder unkontrollierten Alkoholkonsum in dem zu bewertenden Zeitraum hinweisen.	Kriterium A 3.1 K
Das Trinkmuster des Klienten ist auf Grund plausibler Vorsatzbildung und zuverlässiger Verhaltensorganisation unproblematisch.	Kriterium A 3.2 K
Der Klient bietet keinen Hinweis auf eine noch bestehende Neigung zum Entlastungstrinken (Alkoholtrinken zur Beanspruchungsbewältigung).	Kriterium A 3.3 K
Der Klient hat den Alkoholkonsum auf der Basis eines angemessenen Problembewusstseins und auf Grund eines tragfähigen Motivs und vor so langer Zeit auf ein unproblematisches Maß reduziert, dass dieses Verhalten als bewährt und stabil bezeichnet werden kann. Die Erfahrungen mit der Verhaltensänderung werden als insgesamt positiv erlebt.	Kriterium A 3.4 K
Der Klient stellt die mit einer wesentlichen Veränderung des Alkoholtrinkverhaltens verbundenen Begleitumstände plausibel dar.	Kriterium A 3.5 K

Kriterium A 3.6 K	Äußere Bedingungen, die früher das Trinkverhalten aufrechterhielten (Auslöser und Konsequenzen), sind nicht mehr vorhanden oder nicht mehr wirksam.

Hypothese 4	**Beim Klienten besteht keine unkontrollierte Koppelung bestimmter Trinkanlässe mit dem Führen eines Kraftfahrzeugs (mehr).**

Kriterium A 4.1 K	Der Klient hat den konkreten Vorsatz, eine Fahrt nur dann anzutreten, wenn keine für die Verkehrsteilnahme relevante Alkoholwirkung vorliegt (d. h. – orientiert an der geltenden Rechtsprechung – unterhalb von 0,3 Promille).
Kriterium A 4.2 K	Der Klient organisiert Alkoholtrinkanlässe und Fahrten so, dass ein problematisches Zusammentreffen verhindert wird und hält seine Vorsätze auch dann ein, wenn unvorhergesehene Umstände eintreten oder andere Personen Einfluss nehmen.
Kriterium A 4.3 K	Der Klient wird die Trinkmenge, Alkoholauswirkungen und Risiken einer Fahrt unter Alkoholeinfluss auch unter ungünstigen Bedingungen (z. B. nach Genuss der persönlichen Höchsttrinkmenge) zukünftig richtig einschätzen.
Kriterium A 4.4 K	Der Klient hat für die beschriebene Verhaltensänderung ein (früher nicht oder nicht genügend wirksames) Motiv, von dem auch künftig eine Verhaltenssteuerung zu erwarten ist.

Hypothese 5	**Der Klient verfügt mittlerweile über eine ausreichende Selbstkontrolle bei der Einhaltung von Verkehrsregeln (im Sinne ausreichender und realistischer Beobachtung und/oder Bewertung eigenen Verhaltens).**

Kriterium V 5.1 K	Der Klient hat die Problematik des eigenen Verhaltens (bzgl. Ausprägung oder Häufung) erkannt und richtig bewertet. Er kann das Fehlerhafte verbalisieren und einem alternativen (unproblematischen) Verhalten gegenüberstellen.
Kriterium V 5.2 K	Der Klient hat die Notwendigkeit eines regelkonformen, partnerbezogenen Verhaltens im Straßenverkehr eingesehen. Er kann die „inneren Bedingungen" (z. B. Affektivität, Motivation, Wertmaßstäbe oder Selbstkontrolle), die für das frühere nonkonforme Verhalten verantwortlich waren, nachvollziehen und darlegen.

Der Klient äußert konkrete Verhaltensvorsätze zur Fahrtvorbereitung, zum Fahrtverlauf oder zum Umgang mit kritischen Ereignissen, so dass für die Zukunft ein situations- und sicherheitsgerechtes Verhalten im Straßenverkehr zu erwarten ist.	Kriterium V 5.3 K
Die beruflichen, finanziellen oder sozialen Bedingungen, die früheres Fehlverhalten mit verursacht haben, wurden vom Klienten erkannt. Sie haben sich gegebenenfalls deutlich im positiven Sinne verändert bzw. ihren Einfluss verloren.	Kriterium V 5.4 K
Die inneren und äußeren Bedingungen, die das bisherige problematische Verhalten des Klienten aufrechterhalten haben, lassen sich grundsätzlich verändern. Der Klient nimmt keinen durchgängigen „Opferstandpunkt" ein und sieht die Notwendigkeit zur Änderung nicht nur außerhalb der eigenen Person.	Kriterium V 5.5 N

Der Klient ist zur Einhaltung gesetzlicher Bestimmungen motiviert und in der Lage und/oder zeigt keine grundsätzlich antisoziale Einstellung.	Hypothese 6

Der Klient zeigt keine Störungen oder generelle Fehleinstellungen, die eine soziale Einordnung wahrscheinlich verhindern würden.	Kriterium V 6.1 N
Die Lebensverhältnisse des Klienten (berufliche, finanzielle oder soziale Bedingungen) haben sich so entscheidend positiv verändert, dass von ihnen jetzt eine stabilisierende Wirkung ausgeht.	Kriterium V 6.2 N
Die Veränderungen haben sich aus einem Problembewusstsein heraus (ggf. mit fachlicher Hilfe) vollzogen. Sie werden als zufrieden stellend erlebt und haben sich über einen ausreichend langen Zeitraum als stabil erwiesen.	Kriterium V 6.3 N

Der Klient weist im medizinischen Bereich keine eignungsausschließenden Beeinträchtigungen auf.	Hypothese 7

Es liegen unter Berücksichtigung der Grundsätze der Begutachtungs-Leitlinien zur Kraftfahrereignung keine sinnesphysiologischen, internistischen, psychiatrisch-neurologischen bzw. orthopädischen Beeinträchtigungen vor, die das ausreichend sichere Führen von Kraftfahrzeugen ausschließen.	Kriterium AV 7.1 N

Kriterium A 7.2 N	Es liegen bei Klienten, die auf Grund ihrer Alkoholauffälligkeit begutachtet werden, keine organischen Beeinträchtigungen vor, die das ausreichend sichere Führen von Kraftfahrzeugen ausschließen.
Kriterium A 7.3 N	Es liegen bei Klienten, die auf Grund ihrer Alkoholauffälligkeit begutachtet werden, keine psychiatrischen Beeinträchtigungen vor, die das ausreichend sichere Führen von Kraftfahrzeugen ausschließen.
Kriterium AV 7.4 N	Vorliegende Erkrankungen oder deren Folgen führen nicht zu eignungsausschließenden Mängeln im psychologischen Bereich.

Hypothese 8

> Beim Klienten bestehen keine verkehrsrelevanten Beeinträchtigungen der geistigen und/oder psychisch-funktionalen Voraussetzungen.

Kriterium AV 8.1 N	Dem Klienten ist bei der gegebenen intellektuellen und/oder psychisch-funktionalen Ausstattung ein verkehrsgerechtes Verhalten mit Fahrzeugen der beantragten Fahrerlaubnisklasse möglich.
Kriterium AV 8.2 N	Früheres verkehrsgefährdendes Verhalten des Klienten ist nicht auf unkorrigierbare, nicht kompensierbare Leistungsmängel zurückzuführen.
Kriterium AV 8.3 N	Der Klient weist zwar Leistungsmängel auf, eine Überprüfung der Kompensationsmöglichkeiten lässt eine ausreichend sichere Verkehrsteilnahme jedoch trotzdem erwarten.

Hypothese 9

> Die festgestellten Defizite des Klienten sind durch einen Kurs zur Wiederherstellung der Fahreignung nach § 70 FeV für verkehrs- bzw. alkoholauffällige Kraftfahrer genügend beeinflussbar.

Kriterium AV 9.1 N	Das problematische Verhalten des Klienten wird durch eine der Rehabilitationsmaßnahmen angesprochen und kann in ausreichendem Maße positiv beeinflusst werden.
Kriterium AV 9.2 N	Der Klient verfügt über eine ausreichende Fähigkeit zur Selbstreflexion und ein ausreichendes Durchsetzungsvermögen, um eine genügend weitgehende und stabile Änderung in dem problematischen Verhaltensbereich einleiten und aufrecht erhalten zu können.
Kriterium AV 9.3 N	Die geistigen, insbesondere die kommunikativen Voraussetzungen des Klienten lassen das erfolgreiche Absolvieren eines Rehabilitationskurses erwarten.

Der alkoholauffällige Klient hat nach den erlebten negativen Konsequenzen des Alkoholtrinkverhaltens Verhaltensänderungen vollzogen oder er zeigt zumindest eine erkennbare Veränderungsbereitschaft.

Kriterium
AV 9.4 N

Das folgende Ablaufschema (Flussdiagramm) soll beispielhaft für die Anlassgruppe alkoholauffälliger Fahrer illustrieren, wie sich die Hypothesen und Kriterien im Zusammenhang einer Entscheidungsfindung darstellen.

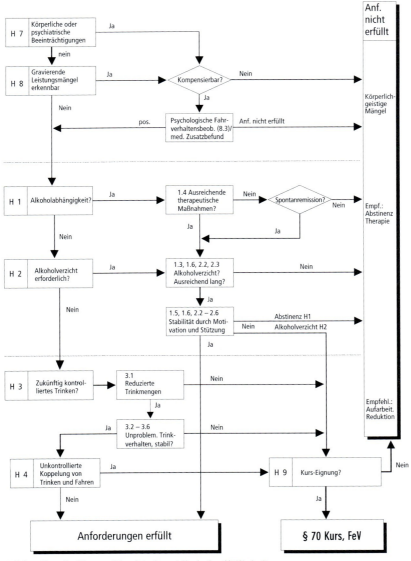

Bild 2: Entscheidungsablauf Anlass Alkoholauffälligkeit

4 Hypothesen und Beurteilungskriterien bei Drogenmissbrauch (D)

Die im Folgenden aufgeführten Hypothesen und Beurteilungskriterien orientieren sich im Aufbau und in der Entscheidungslogik an den Beurteilungskriterien (A, V und AV), wie sie in Kapitel 3 dargestellt sind. Bei zusätzlichen rechtlich relevanten Verhaltensauffälligkeiten gelten die dort gemachten Ausführungen entsprechend. Hinsichtlich der Verwertbarkeit der Befunde sei auf die ebenfalls in Kapitel 3 dargestellte H 0 verwiesen.

Kriterien, die mit **K** als Kurskriterien gekennzeichnet sind, finden nur Anwendung, wenn in dem Bundesland der Begutachtungsstelle ein Kurs zur Wiederherstellung der Fahreignung nach § 70 FeV anerkannt ist.

Es liegt eine Drogenabhängigkeit vor. Eine angemessene Problembewältigung hat zu einer stabilen Drogenabstinenz geführt.	Hypothese D 1

Kriterien für das Vorliegen von Abhängigkeit

Von Drogenabhängigkeit kann ausgegangen werden, wenn sie entweder bereits fremddiagnostisch festgestellt wurde (vgl. Kriterium D 1.1 N) oder interdisziplinär aus den Befunden der medizinisch-psychologischen Untersuchung abgeleitet werden kann (vgl. Kriterium D 1.2 N). Die Einschätzung des Klienten selbst, seine Drogenproblematik stelle eine Abhängigkeit dar, genügt für die Diagnose nicht.

Eine Abhängigkeit wurde bereits extern diagnostiziert.	Kriterium D 1.1 N
Die Diagnose Drogenabhängigkeit ist auf Grund der Befunde zu stellen.	Kriterium D 1.2 N

Kriterien für eine angemessene Problembewältigung

Es besteht nachvollziehbar eine anhaltende Abstinenz von Drogen und Alkohol.	Kriterium D 1.3 N
Der Klient hat die Drogenabhängigkeit und die zugrunde liegende Problematik – in der Regel mit suchttherapeutischer Unterstützung – aufgearbeitet/überwunden.	Kriterium D 1.4 N

| Kriterium D 1.5 N | Der Klient ist zur Aufrechterhaltung einer drogenabstinenten Lebensweise motiviert. Diese Motivation ist tragfähig und ausreichend gefestigt. |

| Kriterium D 1.6 N | Die Drogenabstinenz ist stabil. Sie wird durch Kompetenzen des Klienten und positive Bedingungen im sozialen Umfeld gestützt. |

| Hypothese D 2 | Es liegt eine fortgeschrittene Drogenproblematik vor, die sich im missbräuchlichen Konsum von Suchtstoffen, in einem polyvalenten Konsummuster oder auch im Konsum hoch suchtpotenter Drogen gezeigt hat. Sie wurde problemangemessen aufgearbeitet und Drogenabstinenz wird ausreichend lange und stabil eingehalten. |

Kriterien für eine fortgeschrittene Drogenproblematik

Die Einstufung eines Drogenkonsums als „fortgeschrittene Drogenproblematik" setzt die Erfüllung zumindest eines der Kriterien D 2.1–D 2.3 voraus. Die Kriterien für eine Drogenabhängigkeit (Hypothese 1) dürfen zudem nie erfüllt gewesen sein.

| Kriterium D 2.1 N | Das frühere Drogenkonsumverhalten des Klienten stellte ein „fehlangepasstes Muster von Substanzgebrauch dar, das sich in wiederholten und deutlich nachteiligen Konsequenzen manifestiert hat" (Substanzmissbrauch nach DSM-IV[4]). |

| Kriterium D 2.2 N | Dem Drogenkonsum des Klienten lag wiederholt oder dauerhaft eine problematische Motivation zu Grunde und/oder es fehlte das grundsätzliche Bedürfnis zu einer angemessenen Verhaltens- und Wirkungskontrolle. |

| Kriterium D 2.3 N | Der Klient weist eine polyvalente Drogenproblematik auf oder er konsumierte (auch) als hoch suchtpotent bekannte Drogen oder Drogen, deren Wirkungsverlauf, Wirkstoffkonzentration oder Konsumrisiko als unkontrollierbar eingestuft werden muss. |

Kriterien für eine angemessene Problembewältigung

| Kriterium D 2.4 N | Eine suchttherapeutische Maßnahme, eine Psychotherapie oder ein fachlicher Beratungsprozess haben die persönlichen Voraussetzungen für eine stabile Abstinenz von bereits ausreichender Dauer geschaffen. |

---

[4] Die Kriterien für Substanzmissbrauch sind unverändert in die aktuelle Textrevision DSM-IV-TR übernommen worden, so dass weiterhin die diagnostischen Kriterien des DSM-IV Verwendung finden können

Es besteht eine dauerhafte und tragfähige innere Distanzierung vom Drogenkonsum. Der Klient konnte durch den Drogenverzicht neue Erfahrungen sammeln, die auch eine zukünftige Drogenfreiheit wahrscheinlich machen.	Kriterium D 2.5 N
Eine bestehende Drogenabstinenz wird von günstigen Faktoren im Sozialverhalten und im sozialen Umfeld gestützt.	Kriterium D 2.6 N

Es liegt eine Drogengefährdung ohne Anzeichen einer fortgeschrittenen Drogenproblematik vor. Ein ausreichend nachvollziehbarer Einsichtsprozess hat zu einem dauerhaften Drogenverzicht geführt.	Hypothese D 3

Kriterien für das Vorliegen einer Drogengefährdung

Die Einstufung eines Drogenkonsums unter dieser Hypothese setzt die Erfüllung der Kriterien D 3.1 *und* D 3.2 voraus. Für den Bereich des reinen Cannabiskonsums ist auch die in den Begutachtungs-Leitlinien zur Kraftfahrereignung und in der Anlage 4 FeV verwendete Kategorie des „regelmäßigen Konsums" hier einzuordnen.

Die Kriterien für eine fortgeschrittene Drogenproblematik (Hypothese 2) bzw. für eine Drogenabhängigkeit (Hypothese 1) dürfen zudem nie erfüllt gewesen sein.

Der Klient konsumierte häufiger oder gewohnheitsmäßig ausschließlich Cannabis und/oder nur gelegentlich eine Droge mit einer höheren Suchtpotenz und Gefährlichkeit als Cannabis.	Kriterium D 3.1 K
Der Klient verfügt noch über die Kompetenz, auf negative Konsequenzen seines Drogenkonsums angemessen zu reagieren.	Kriterium D 3.2 K

Kriterien für eine angemessene Problembewältigung

Der Klient hat sich (auf der Grundlage einer Einsicht in die Risiken eines fortgesetzten Drogenkonsum) entschieden, zukünftig auf jeden Drogenkonsum – auch unabhängig vom Führen eines Kraftfahrzeuges – zu verzichten und ist ausreichend motiviert, die Abstinenz beizubehalten.	Kriterium D 3.3 K
Vor dem Hintergrund des früheren Konsummusters und der Motivation des Klienten kann der vorliegende drogenfreie Zeitraum als bereits ausreichend lang bewertet werden.	Kriterium D 3.4 N
Es finden sich keine Hinweise auf besondere Risikofaktoren, die der Erwartung einer zukünftig drogenfreien Lebensführung entgegenstehen.	Kriterium D 3.5 K

| Hypothese D 4 | **Es liegt ausschließlich ein gelegentlicher Cannabiskonsum vor. Bei fortbestehendem Konsum wird eine Verkehrsteilnahme unter Drogeneinfluss zuverlässig vermieden.** |

Hypothese D 4 kommt nur zur Anwendung, wenn sich das Konsumverhalten nicht in die Hypothesen D 1 bis D 3 einordnen lässt und ausschließlich Cannabis als illegale Droge konsumiert wurde. Die Kriterien D 4.1 bis D 4.3 müssen alle erfüllt sein.

Behauptet der Klient, kein Cannabis mehr konsumieren zu wollen, so ist die Stabilität dieser Verhaltensänderung unter sinngemäßer Anwendung der Kriterien D 3.3 und D 3.5 zu bewerten. Wird der Verzicht als hinreichend stabil eingeschätzt, kann die Überprüfung der Kriterien D 4.2 und D 4.3 entfallen. Bestehen hinsichtlich der Motivation zu einem dauerhaften Drogenverzicht noch Bedenken, so ist in diesen Fällen auch zu prüfen, ob diese durch Teilnahme an einem Kurs zur Wiederherstellung der Kraftfahreignung (vgl. Hypothese 7) ausgeräumt werden können.

| Kriterium D 4.1 N | Der Klient hat in der Vergangenheit und wird, falls er den Konsum nicht gänzlich eingestellt hat, mit hoher Wahrscheinlichkeit auch zukünftig als illegale Droge ausschließlich gelegentlich Cannabisprodukte mit geringer Wirkstoffmenge konsumieren. |

| Kriterium D 4.2 N | Der Klient verfügt über insoweit ausreichende Kenntnisse der qualitativen Unterschiede verschiedener Cannabisprodukte und des Wirkungsverlaufs der von ihm konsumierten Droge, dass eine zuverlässige Trennung von Konsum und Fahren gewährleistet ist. Er ist sich der besonderen Risiken von Cannabiskonsum für die Verkehrsteilnahme (mittlerweile) bewusst. |

| Kriterium D 4.3 N | Der Klient hat plausible Vorsätze zu einer Verkehrsteilnahme ohne THC-Einfluss gefasst und verfügt über eine so gute Selbstkontrolle und Selbstbehauptung, dass er sie auch umsetzen kann. |

| Hypothese D 5 | **Es liegen im Zusammenhang mit früherem Drogenkonsum keine organischen, psychiatrischen und/oder Anpassungsstörungen vor, die die Fahreignung ausschließen.** |

| Kriterium D 5.1 N | Psychiatrisch relevante Symptome/Erkrankungen, die im Zusammenhang mit dem früheren Drogenkonsum stehen (können), sind nicht zu diagnostizieren bzw. sie sind hinreichend stabil ausgeheilt. |

Fahreignungsrelevante körperliche Folgeerkrankungen des früheren Drogenkonsums liegen nicht vor.	Kriterium D 5.2 N
Störungen der Einstellung und der Anpassungsfähigkeit durch psychische Fehlentwicklungen als mögliche Folge des früheren Drogenkonsums sowie Persönlichkeitsstörungen liegen nicht vor.	Kriterium D 5.3 N

Es bestehen nach früherem Drogenkonsum keine verkehrsrelevanten Beeinträchtigungen der geistigen und/oder psychisch-funktionalen Voraussetzungen.	Hypothese D 6

Bei der gegebenen intellektuellen und psychisch-funktionalen Ausstattung ist ein verkehrsgerechtes Verhalten möglich.	Kriterium D 6.1 N
Eigene Leistungsmöglichkeiten werden realistisch eingeschätzt. Eine erhöhte Risikobereitschaft oder Neigung zum Aufsuchen riskanter Grenzsituationen ist nicht feststellbar.	Kriterium D 6.2 N

Die festgestellten Defizite des Klienten sind durch einen Kurs zur Wiederherstellung der Fahreignung nach § 70 FeV für drogenauffällige Kraftfahrer genügend beeinflussbar.	Hypothese D 7

Das problematische Verhalten des Klienten wird durch eine der Rehabilitationsmaßnahmen angesprochen und kann in ausreichendem Maße positiv beeinflusst werden.	Kriterium D 7.1 N
Der Klient verfügt über eine ausreichende Fähigkeit zur Selbstreflexion und ein ausreichendes Durchsetzungsvermögen, um eine genügend weitgehende und stabile Änderung in dem problematischen Verhaltensbereich einleiten und aufrecht erhalten zu können.	Kriterium D 7.2 N
Die geistigen, insbesondere die kommunikativen Voraussetzungen des Klienten lassen das erfolgreiche Absolvieren eines Rehabilitationskurses erwarten.	Kriterium D 7.3 N
Der drogenauffällige Klient hat nach den erlebten negativen Konsequenzen des Drogenkonsumverhaltens Verhaltensänderungen vollzogen, insbesondere den Drogenkonsum eingestellt und er ist zumindest grundsätzlich motiviert, den Drogenverzicht dauerhaft aufrecht zu erhalten.	Kriterium D 7.4 N

5 Indikatoren zu den AV-Kriterien und zu Hypothese 0

Um eine möglichst einheitliche Operationalisierung der in den Hypothesen und Kriterien formulierten Anforderungen auf Befundebene zu gewährleisten, wurde jedem Kriterium eine Reihe von Indikatoren zugeordnet. Diese haben, wie die Bezeichnung schon nahe legt, Hinweischarakter. Ihre Aussagekraft hinsichtlich des Erfüllens oder Nichterfüllens eines Kriteriums ist unterschiedlich zu gewichten. An die Indikatoren wird, anders als an die Kriterien, nicht die Anforderung gestellt, dass sie für sich alleine genommen eine Entscheidung tragen können müssen (vgl. Kap. 2.4).

Indikatoren sind in der Aussagerichtung des Kriteriums formuliert und spiegeln demnach (prognostisch) günstige Befunde wider.

Kontraindikatoren beziehen sich jeweils auf den vorausgehenden Indikator und geben Beispiele an, bei denen die Aussage des Indikators nicht zutrifft und damit die Anforderung des Kriteriums nicht erfüllt ist.

Da Indikatoren keine Entscheidungen tragen können, sind sie abwägend zu bewerten, um schließlich über das Erfüllen der Anforderung des Kriteriums entscheiden zu können.

Die in der Untersuchung erhobenen Befunde, insbesondere das gewonnene Gesamtbild, sind zur Beantwortung der behördlichen Fragestellung im Sinne einer günstigen Verkehrsverhaltensprognose verwertbar.	Hypothese 0

Der Klient kooperiert in einem situationsangemessenen Maß. — Kriterium 0.1 N

1. Der Klient ist bereit zu akzeptieren, dass die Behörde Bedenken nachgeht, selbst wenn er sie nicht teilt.

    (1) Der Klient ist trotz wiederholter Erläuterung der rechtlichen Situation durch den Gutachter nicht bereit, eine Befragung/Exploration zu akzeptieren. — *Kontraindikator*

2. Der Klient zeigt sich gesprächsbereit und beantwortet die Fragen, die für die Gutachtenerstellung notwendig sind.

    (1) Der Klient beantwortet die Fragen häufig bewusst ausweichend. — *Kontraindikatoren*

    (2) Der Klient wechselt im Gespräch systematisch auf andere Themen und Sachverhalte als die vom Gutachter angesprochenen.

Kontraindikatoren   (3) Der Klient bringt wortreiche Einlassung mit zahlreichen Selbstbezichtigungen („Bodennebelsyndrom").

3. Das Kommunikationsverhalten des Klienten ist der Begutachtungssituation angemessen (z. B. Körperhaltung zugewandt, face to face).

Kontraindikatoren   (1) Der Klient zeigt distanzloses Verhalten, das auch durch Rückmeldungen nicht oder nicht wesentlich zu beeinflussen ist.

(2) Der Klient zeigt subalternes Verhalten, das nicht auflösbar ist.

(3) Der Klient äußert Beschimpfungen, macht unpassende Komplimente oder offene Bestechungsversuche.

(4) Der Klient spricht direkte oder indirekte Drohungen aus, um das Verhalten des Gutachters zu beeinflussen.

4. Der Klient zeigt Bereitschaft zuzuhören und folgt der Gesprächsführung.

Kriterium 0.2 N   **Der Klient zeigt sich im Gespräch so weit offen, dass die für die Problem- und Verhaltensanalyse notwendigen Hintergrundinformationen zu erhalten sind.**

1. Der Klient berichtet auch von sich aus und auch spontan.

Kontraindikator   (1) Der Klient antwortet auch auf offene Fragestellungen auffallend knapp und zurückhaltend, wobei dies erkennbar nicht auf seine sprachlichen Möglichkeiten und Grenzen zurückzuführen ist.

2. Der Klient berichtet von sich aus auch von belastenden Sachverhalten, z. B. von nicht in der Aktenlage erfassten Problemverhaltensweisen oder Straftaten.

3. Der Klient äußert sich auch zu Themen, die er selber als emotional belastend erlebt.

4. Der Klient ist bereit, Hintergründe aus seiner Biografie und Lebenssituation offen zu legen (z. B. kritische Lebensereignisse), sofern sie im Zusammenhang mit der Verkehrsauffälligkeit stehen.

5. Der Klient ist im Gesprächsverlauf nach den ersten Interventionen des Gutachters und/oder nach Abflauen der ersten Prüfungsängstlichkeit zur Selbstreflexion und Offenheit bereit.

Kontraindikator   (1) Das Gesprächsverhalten des Klienten verändert sich auch nach Hilfestellung durch den Gutachter und motivierender Erläuterung nicht.

Die Kommunikation des Klienten ist im Wesentlichen frei von inneren Widersprüchen.

1. Die Aussagen des Klienten stimmen miteinander überein.

    (1) Zwischen den Angaben in der biografischen Skizze und den lebensgeschichtlichen Hintergründen der Tatauffälligkeiten finden sich wiederholte oder erhebliche Widersprüche.

    (2) Die Angaben zu den Alkohol- oder Drogenkonsumgewohnheiten sind mit dem Verhalten am Tag der Tatauffälligkeit nicht zu vereinbaren. Die Widersprüchlichkeit kann vom Klienten auch nach Rückmeldung durch den Gutachter nicht erklärt werden.

    (3) Der Klient muss im Verlauf des Gesprächs wiederholt frühere Angaben korrigieren, da sie in Widerspruch zu späteren Aussagen geraten sind.

2. Die verbale und nonverbale Kommunikation des Klienten ist kongruent.

Kriterium 0.3 N

Kontraindikatoren

Die Angaben des Klienten widersprechen nicht dem gesicherten Erfahrungswissen, den wissenschaftlichen Erkenntnissen und/oder der Aktenlage.

1. Widersprüche zwischen Angaben des Klienten und objektiven Daten sind spätestens nach Rückfrage des Gutachters aufgelöst.

    (1) Auch nach Konfrontation oder Erläuterung sind die Widersprüche nicht auflösbar, z. B. hinsichtlich

    – der angegebenen Alkoholtrinkmenge und der festgestellten BAK,
    – des Drogenkonsumverhaltens und verwertbarer aktenkundiger toxikologischer Befunde,
    – eines im Gerichtsurteil oder im Polizeibericht beschriebenen Tathergangs und den vom Klienten geschilderten Abläufen.

2. Es bestehen keine unauflösbaren Widersprüche zwischen den Angaben des Klienten und empirischen Erkenntnissen (etwa zur Dunkelzifferproblematik).

3. Die Schilderungen des Klienten sind mit allgemeinem, verkehrspsychologischem und -medizinischem Erfahrungswissen vereinbar.

    (1) Die Angaben zur Art und Motivation eines Suchtmittelkonsums (z. B. die Behauptung, nur gelegentlich in Verführungssituationen Drogen konsumiert zu haben), stehen im Widerspruch zum sonstigen Verhalten (z. B. aktives Aufsuchen der

Kriterium 0.4 N

Kontraindikator

Kontraindikatoren

Kontraindikatoren   Drogenszene und gezielte Drogenbeschaffung) oder zur festzustellenden Toleranzentwicklung.

(2) Das vom Klienten angegebene „Mitläufertum" beim Tathergang steht im Widerspruch zu seinem ansonsten gezeigten, selbst bestimmten und dominanten Verhalten in Gruppen.

(3) Die Angaben des Klienten zu Inhalten und Zielen der von ihm angeblich besuchten Selbsthilfeeinrichtung sind nicht mit den Konzepten dieser Organisation zu vereinbaren.

(4) Die Angabe des Klienten, dass ein nach langjährigem starken Alkoholmissbrauch nun eingeleiteter völliger Alkoholverzicht zu keinen wesentlichen Veränderungen in der Selbstwahrnehmung oder in sozialen Beziehungen geführt habe, widerspricht der Bedeutung des früheren Alkoholkonsums für die Lebensgestaltung und psychische Regulation beim Klienten.

Kriterium 0.5 N   **Die Angaben des Klienten widersprechen nicht den Befunden (medizinische Befunde, Leistungsbefunde etc.)**

1. Die Angaben des Klienten (zum Alkoholtrinkverhalten/Drogenkonsum) sind vereinbar mit den psychosomatischen Befunden.

2. Die Angaben des Klienten sind vereinbar mit den Ergebnissen der anlassbezogenen laborchemischen Untersuchungen (z. B. toxikologischer Drogennachweis im Haar, im Blut oder im Urin, Leberenzyme oder andere biochemische Alkoholkonsummarker)

Kontraindikatoren   (1) Ein auffälliger toxikologischen Befund in einem Drogenkontrollprogramm steht in Widerspruch zu der angegebenen geringen Bedeutung des Drogenkonsums für den Klienten.

(2) Die Bestimmung spezifischer Alkoholabbauprodukte im Urin (Ethylglucuronid, EtG) ergab trotz Abstinenzbehauptung einen Hinweis auf Alkoholkonsum bis in die jüngste Vergangenheit.

3. Die Angaben des Klienten zum Konsumverhalten sind vereinbar mit den bei der Untersuchung feststellbaren Restalkohol- oder Drogenabbausubstanzen.

4. Die Angaben des Klienten zum früheren Konsum- bzw. Problemverhalten sind vereinbar mit suchtmittelbedingten psychiatrisch-neurologischen Folgeschäden (z. B. hirnorganische Symptomatik, Wesensänderung, Prädelir, alkoholbedingte Polyneuropathie).

5. Die Angaben des Klienten zum früheren Konsumverhalten sind vereinbar mit suchtmittelbedingten Folgeschäden (z. B. alkoholbedingte chronische Pankreatitis, alkoholbedingte Kardiomyopathie).

(1) Trotz Konfrontation oder Abklärung bestehen nicht auflösbare Widersprüche fort, z. B. *Kontraindikator*
- auffällig veränderte Laborwerte trotz Abstinenzangabe,
- gravierende Leistungsmängel trotz angeblich langer Abstinenzdauer (und fehlender Hinweise auf andere Ursachen bzw. fortgeschrittenes Alter).

Hypothese 1

Liegt Alkoholabhängigkeit vor, ist sie ausreichend behandelt bzw. aufgearbeitet?

Kriterien für das Vorliegen einer Alkoholabhängigkeit

Eine Alkoholabhängigkeit wurde bereits extern diagnostiziert.

Kriterium A 1.1 N

1. In der Vergangenheit wurde bereits vom behandelnden Arzt, einer Klinik oder einer suchttherapeutischen Einrichtung eine Abhängigkeitsdiagnose gestellt.

2. Die extern gestellte Abhängigkeitsdiagnose orientierte sich nachvollziehbar an anerkannten Diagnosekriterien. Ein entsprechender Arztbericht oder eine vergleichbare Bestätigung der Diagnose liegt vor.

3. Eine oder mehrere Entzugs- oder Entwöhnungsbehandlungen wurden durchgeführt oder abgebrochen. Die Eingangsdiagnose „Abhängigkeit" ist nachvollziehbar gestellt worden.

4. Vom behandelnden Arzt wurden in der Vergangenheit Medikamente zur Reduktion von Entzugserscheinungen (z. B. Distraneurin) oder des Verlangens nach Alkohol verschrieben (z. B. Disulfiram, Acamprosat).

Eine Alkoholabhängigkeit ist aktuell zu diagnostizieren.

Kriterium A 1.2 N

Die im Folgenden unter Berücksichtigung der Fachliteratur[5] zusammengestellten Merkmale für das Vorliegen einer Alkoholabhängigkeit sind im Sinne von Indikatoren für die Abhängigkeitsdiagnose zu verstehen. Um die aktuelle Diagnose „Alkoholabhängigkeit" zu rechtfertigen, müssen mind. drei Merkmale aus drei verschiedenen Bereichen in klinisch relevanter Ausprägung und für den Zeitraum der letzten 12 Monate feststellbar sein. Zur Gewichtung der einzelnen Indikatoren sei auch auf die einschlägigen Diagnoseschlüssel ICD 10

---

[5] Die durch die Ziffern am Anschluss an jedes Merkmal angegebenen Literaturverweise finden sich in Kapitel 8

und DSM-IV[6] verwiesen. Hinweise auf eine länger zurückliegende Symptomatik, die für das Vorliegen einer Abhängigkeit in der Vergangenheit sprechen könnte, welche fremddiagnostisch jedoch nicht festgestellt worden war, rechtfertigen die aktuelle Diagnose i. d. R. nicht. Es ist dann vom Vorliegen eines schweren Alkoholmissbrauchs auszugehen. Dies gilt auch für den Fall, dass eine Spontanremission vermutet wird (die Verdachtsdiagnose „Abhängigkeit" auszusprechen ist wenig sinnvoll und hilfreich, da sie weder verifiziert werden kann (Bedingung des ICD „innerhalb des letzten Jahres" ist nicht mehr zu erfüllen), noch in diesen Fällen eine Alkoholentwöhnungsbehandlung genehmigt werden dürfte).

Psychische Merkmale

P 1   Der Klient hat bis zum Verlust der bewussten Verhaltenskontrolle getrunken, was zu Erinnerungslücken führte („Filmriss", Blackout). [5; 14]

P 2   Der Klient schildert als Besonderheit seines Trinkens, dass er nach den ersten Gläsern Alkohol ein unbezwingbares Verlangen verspüre, weiter zu trinken (Betrinken bis zur körperlichen Verträglichkeitsgrenze). [3; 4; 5; 8; 10; 14; 16]

P 3   Der Klient stellt sein über die Norm hinausgehendes Alkoholtrinken trotz anders lautender eindeutiger Hinweise aus der Vorgeschichte oder anderer Befunde nachdrücklich und mit nicht nachvollziehbaren Argumenten in Abrede („regressive Abwehr"). [4; 14]

P 4   Der Klient hatte ein „zwanghaftes, kaum bezwingbares Verlangen nach Alkohol" (Craving). [3; 5; 16]

P 5   Der Klient hatte bereits den Gedanken, den Alkoholkonsum einschränken zu müssen und hat erfolglose Versuche der Kontrolle oder des Verzichts auf Alkoholkonsum erlebt. [1; 6; 8; 10] (vgl. V 1.)

P 6   Der Klient berichtet davon, Schwierigkeiten gehabt zu haben, von Gedanken loszukommen, die um Alkohol kreisen, bzw. viel über Alkohol geredet zu haben. [8; 14]

P 7   Der Klient berichtet davon, dass er wegen seines Alkoholtrinkens ein schlechtes Gewissen gehabt oder sich schuldig gefühlt habe. [10]

---

6 Die Kriterien für Substanzabhängigkeit sind unverändert in die aktuelle Textrevision DSM-IV-TR übernommen worden, so dass weiterhin die diagnostischen Kriterien des DSM-IV Verwendung finden können

Soziale Merkmale; Informationen aus dem sozialen Umfeld

S 1 Der Klient trank trotz besorgter oder vorwurfsvoll kritischer Reaktionen auf sein Trinkverhalten aus seinem privaten oder beruflichen Umfeld weiter Alkohol. [6; 8; 9; 10; 14; 17]

S 2 Der Klient hat in der Vergangenheit als Folge des Alkoholtrinkens seine normalen privaten und beruflichen Pflichten grob vernachlässigt (z. B. Probleme am Arbeitsplatz). [1; 10]

S 3 Der Klient hat früher vorhandene Interessen bzw. soziale, berufliche oder Freizeitaktivitäten zugunsten des Trinkens aufgegeben. [1; 3; 4; 5]

S 4 Der Klient hat viel Zeit und Energie auf die Beschaffung von Alkohol verwendet. [1; 3; 5; 16]

Delinquenz-Merkmale

D 1 Bei dem Klienten wurde nach einer Trunkenheitsfahrt eine BAK von > 3,0 ‰ gemessen. [4; 12]

D 2 Trotz einer BAK von > 2,5 ‰ konnte der Klient bei einem Trunkenheitsdelikt sein Kfz mind. 5 km unfallfrei führen oder vor einem Unfall mind. 10 km. [12]

D 3 Der Klient ist bereits zweimal mit einer BAK von > 2,5 ‰ ohne grobe Auffälligkeit gefahren; es war ihm möglich, das Kfz ohne Unfall mind. 2 km zu führen oder vor einem Unfall mindestens 5 km. [12]

D 4 Der Klient war bereits einmal zur Ausnüchterung oder wegen akuter Trunkenheit in Haft. [9]

D 5 Es sind Diebstahldelikte oder andere strafrechtliche Auffälligkeiten zur Beschaffung oder Finanzierung von Alkohol bekannt. [7]

Vermeidungsstrategien; Selbstkontroll- und Therapieerfahrungen

V 1 Der Klient hatte den anhaltenden Wunsch bzw. machte mehrere erfolglose Versuche, den Alkoholkonsum zu verringern oder zu kontrollieren. [1; 4]

V 2 Der Klient berichtet von einer Abhängigkeitsdiagnose, einer Alkoholentgiftung oder einer Entwöhnungsbehandlung, die durchgeführt bzw. begonnen wurde. [9]

V 3 Der Klient hat an den Treffen einer Selbsthilfegruppe oder Nachsorgeeinrichtung für Alkoholabhängige wiederholt teilgenommen, da er dies zur Aufrechterhaltung einer Alkoholabstinenz für erforderlich hält. [9]

Bedingungen des Trinkens; Trinkmotive und -umstände

B 1 Der Klient hat Alkohol getrunken, um Entzugssymptome zu vermeiden oder zu bekämpfen. [1; 5; 16]
Das gilt insbesondere auch für das Trinken am Morgen, um die Nerven zu beruhigen oder um morgendliches Zittern oder Brechreiz zu kurieren [8; 10]

B 2 Der Klient hat weiter Alkohol konsumiert, obwohl ihm vom Arzt Alkoholverzicht empfohlen worden war und/oder er wusste, dass dadurch bei ihm bereits Krankheiten oder andere negative Konsequenzen aufgetreten waren, die alkoholbedingt waren oder sich durch Alkohol verschlimmert hatten. [1; 3; 4; 5; 8; 14]

B 3 Der Klient trank Alkohol in größeren Mengen während des Tages bzw. an Werktagen (montags bis donnerstags), bei unpassenden Gelegenheiten oder ohne dass besondere Anlässe gegeben gewesen wären. [2]

B 4 Bei den Trinkmotiven spielte die Entlastung oder das Erzielen einer wohltuenden Wirkung (nach Ärger, bei Sorgen, in deprimierter Stimmung o. ä.) eine zentrale Rolle. [8; 14]

B 5 Der Klient trank heimlich. [4; 14]

B 6 Der Klient hat Alkoholvorräte in Verstecken angelegt. [7]

Quantitative Merkmale; Alkoholtrinkmengen und -häufigkeiten

Q 1 Der Klient hat wegen zunehmender Giftfestigkeit die Alkoholtrinkmengen gesteigert, um weiterhin dieselbe Wirkung zu erzielen (bzw. es kam zu einer deutlich verminderten Wirkung bei Zufuhr der gleichen Alkoholmenge). [1; 3; 5; 10; 14; 16]

Q 2 Der Klient konsumierte *bei einzelnen Gelegenheiten* Trinkmengen, die ein Maß von 4,5 g Alkohol pro kg *Reduktionsgewicht* und Tag erreicht oder überschritten haben. Das ist z. B. bei einem 80 kg schweren (normalgewichtigen) Mann bei 250 g, bei einer 60 kg schweren Frau bei 160 g reinem Alkohol der Fall (250 g Alkohol entsprechen z. B. 0,7 l Whisky (43 Vol%) oder 2,5 l Wein). [4; 14]

Q 3 Der Klient trank *ein- oder mehrmals im Monat* mehr als 150–300 ml (Frauen mehr als 120–240 ml) reinen Alkohol (150 ml entsprechen 3 l Bier oder 1,25 l kräftigem Wein; 120 ml entsprechen 2,4 l Bier oder 1 l kräftigem Wein). [8]

Q 4 Der Klient hat auch nach dem Genuss von Höchstmengen – sofern sie zu einer BAK von 1,5 ‰ – oder mehr führen – keine unangenehmen Folgen erlebt (entweder physische oder psychische oder auch Folgen aus dem sozialen Umfeld).

Körperliche bzw. medizinisch relevante Merkmale

K 1 Der Klient hat bereits Entzugserscheinungen erlebt, die durch das (vorübergehende) Absetzen des Alkoholkonsums verursacht wurden (z. B. ängstliche Unruhe, depressive Stimmung oder Reizbarkeit, Übelkeit bis zum Erbrechen, Schlafstörungen, Schreckhaftigkeit, vegetative Hyperaktivität (Pulsbeschleunigung, vermehrtes Schwitzen, erhöhter Blutdruck), sich verstärkender Tremor (insbesondere Zittern der Hände und/oder der Zunge und Augenlieder) oder illusionäre Verkennung). [1; 3; 5; 6; 7]

K 2 Der Klient hatte ein Alkoholdelir mit den o. g. Entzugssymptomen und vermehrter psychomotorischer Unruhe, Desorientiertheit, Suggestibilität und optischen Halluzinationen. [1; 5; 7]

K 3 Es gibt anamnestische Daten bzw. medizinische Befunde, die hinweisen auf

– Alkoholhalluzinose (meist akustische, situationsgebundene Halluzinationen in Verbindung mit Verfolgungsideen und paranoid ängstlicher Gestimmtheit ohne eindeutige Bewusstseinsstörung) [4; 5; 7; 9]
– groben Tremor [4; 7]
– entzugsbedingte cerebrale Krampfanfälle [4; 7]
– Delirium tremens (mit Tremor, Desorientiertheit, vegetativer Symptomatik, Halluzinationen; gewöhnlich zwischen dem 1. und 3. Tag nach dem Entzug) in der Vorgeschichte [4; 5; 7]
– alkoholbedingte Polyneuropathie [7; 8]
– alkoholbedingte chronische Pankreatitis [7]
– alkoholbedingte toxische Herzmuskelerkrankung [7]
– cerebrale Schädigungen i. S. eines alkoholbedingten amnestischen Syndroms (Korsakow-Syndrom) [4; 5; 7; 9]
– alkoholbedingte Persönlichkeitsveränderung (Depravation) oder affektive Störung (Depression) [5; 7]
– alkoholbedingte Demenz. [7; 17]

K 4 Es besteht, nach differenzial-diagnostischem Ausschluss anderer Erkrankungen, eine durch Alkoholmissbrauch erworbene Leberschädigung (z. B. Zirrhose, Hepatitis, Fettleber), die sich in mindestens einem klini70schen Symptom (vermehrte Konsistenz, Vergrößerung, Druckdolenz) und mindestens einem pathologisch erhöhten Laborwert (GGT, GPT oder GOT) äußert oder bereits extern diagnostiziert wurde. [4; 7; 8; 14]

K 5   Bei der Untersuchung wird ein Foetor alcoholicus festgestellt und durch eine Atemalkoholkontrolle bestätigt. [4; 8; 11; 14]

K 6   Es treten während der Untersuchung Alkoholentzugssymptome auf. [11]

Kriterien für eine angemessene Problembewältigung

Kriterium A 1.3 N   **Der Klient hält bei einer diagnostizierten Alkoholabhängigkeit Abstinenz ein.**

1. Der Klient gibt an, bei vorliegender Alkoholabhängigkeit konsequent auf den Konsum von Alkohol zu verzichten.
2. Der Klient verzichtet konsequent auf den Konsum alkoholhaltiger Speisen (Eis mit Likör, Alkoholpralinen, Rumtorte etc.).
3. Der Klient konsumiert keine sog. alkoholfreien Getränke mit geringen Mengen an Alkoholgehalt (alkoholfreies Bier, Leichtbier, alkoholfreier Wein oder Sekt).
4. Die Lebensverhältnisse lassen die Abstinenz plausibel erscheinen (vgl. auch Hypothese 0).

Kontraindikatoren

(1) Der Klient kann keinerlei alternative Verhaltensweisen als Ersatz für die Zeiten und Funktionen des früheren Alkoholkonsums schildern.

(2) Die situativen Einflussfaktoren sind unverändert geblieben (gleiche „Trinkumgebung").

5. Der Klient weist keinen (Rest-) Alkoholgehalt bei einer Atemalkoholkontrolle am Untersuchungstag auf.
6. Der Klient weist bei der medizinischen Untersuchung keine Befunde auf, die für aktuellen Alkoholkonsum sprechen.

Kontraindikator

(1) Verschiedene der erhobenen Befunde erhärten in der Zusammenschau als „Mosaik" den Verdacht auf Alkoholmissbrauch (vgl. auch Kriterium 3.1, Ind. 1.).

7. Die aktuellen Laborparameter sind nicht alkoholtoxisch bedingt erhöht.
8. Bei einer Erhöhung der Laborparameter auf Grund vermuteter anderer Ursachen konnte durch mehrfache, unregelmäßig und kurzfristig anberaumte Kontrolluntersuchungen des Urins auf

Ethylglucuronid (EtG < 1 mg/l) eine Alkoholabstinenz glaubhaft gemacht werden.

9. Früher bekannte alkoholtoxische Körperschädigungen haben sich zurückgebildet (Normalbefund oder Rückbildungsstadium (Narbe) ohne akute toxische Einflüsse).

10. Labor-Alkoholmarker, für die erhöhte Befundwerte aus einer Trinkphase vorliegen (Beleg für individuelle Sensitivität), haben sich normalisiert (z. B. GGT, GPT, CDT).

(1) Der Abstinenzmarker Ethylglucuronid (EtG) wird bei kurzfristiger Einbestellungspraxis (1–2 Tage) im Urin nachgewiesen. *Kontraindikator*

Der Klient hat die Alkoholabhängigkeit bzw. die ihr zu Grunde liegende Problematik – in der Regel mit suchttherapeutischer Unterstützung – aufgearbeitet. *Kriterium A 1.4 N*

1. Der Klient hat an einer spezifisch suchttherapeutischen Maßnahme in einer stationären oder ambulanten Einrichtung erfolgreich teilgenommen. Dies kann auch dokumentiert werden.

2. Es finden sich im Therapiebericht oder in der Entlassungsbescheinigung keine Hinweise auf einen vorzeitigen Abbruch der Therapie (keine Selbst- oder disziplinarische Entlassung). Aus dem Bericht gehen die Teilnahme an der Maßnahme und deren Dauer hervor.

3. Der Klient hat eine ambulante Therapie oder eine kombinierte stationäre/ambulante Therapie gemacht. Der therapeutische Teil dieser Maßnahme ist vollständig abgeschlossen, so dass allenfalls noch Kontakte im Sinne einer Nachsorgemaßnahme zur Therapieeinrichtung bestehen.

4. Der Klient hat Krankheitseinsicht, d. h. er akzeptiert die Diagnose „Alkoholabhängigkeit" und die dauerhafte eigene Kontrollschwäche im Umgang mit Alkohol.

5. Der Klient kann über Therapieinhalte und die Vermittlung von Verhaltensstrategien zur Vermeidung des Rückfallrisikos berichten.

6. Abstinenzbegleitende psychotherapeutische Maßnahmen sind nicht mehr erforderlich oder betreffen, sofern sie noch nicht abgeschlossen sind, nicht die Bedingungen, die auslösend für die Entwicklung der Alkoholabhängigkeit waren.

7. Die Bedingungen, die zu der Abhängigkeitsentwicklung beigetragen haben, bestehen nicht mehr oder können so bewältigt werden, dass zukünftiger Alkoholkonsum unwahrscheinlich ist.

8. Es finden sich nach der Alkoholentwöhnungstherapie keine Hinweise auf eine Suchtverlagerung (Medikamentenmissbrauch oder Konsum illegaler Drogen).

9. Der Klient kann für den Fall, dass keine systematische fachliche Hilfe in Anspruch genommen wurde, verdeutlichen, dass die inneren und äußeren Bedingungen eine konsequente Umkehr des Verhaltens möglich machen.

Kriterium A 1.5 N **Der Klient ist zur Aufrechterhaltung einer alkoholabstinenten Lebensweise motiviert. Die Motivation ist nachvollziehbar und ausreichend gefestigt.**

1. Der Klient nimmt sein Unvermögen zum kontrollierten Alkoholkonsum wahr („Krankheitseinsicht"). Er ist sich des Besonderen seiner Alkoholbeziehung und der Risiken von weiterem Alkoholkonsum bewusst (vgl. A 1.4 N, Ind. 4).

2. Der Klient sieht die Notwendigkeit der völligen Alkoholabstinenz, um einen Rückfall in exzessives bzw. unkontrolliertes Trinken zu vermeiden. Die Idee des gelegentlichen Alkoholkonsums in besonderen Ausnahmesituationen hat keine Attraktivität.

Kontraindikator

(1) Der Klient äußert die Überzeugung, sich im Griff zu haben, wenn es doch einmal dazu kommen sollte, dass er ein Glas Bier, Wein etc. trinken sollte.

3. Der Klient stellt die Gründe, die zu einem Alkoholverzicht geführt haben nachvollziehbar dar. Sie sind aus der persönlichen Problematik heraus verständlich.

4. Der Klient stellt den persönlichen Entscheidungsprozess sowie die Schwierigkeiten beim Erreichen und Einhalten der Alkoholabstinenz nachvollziehbar dar.

5. Der Klient hat überwiegend intrinsische Motive für die Aufrechterhaltung der Abstinenz entwickelt, auch wenn anfangs im Wesentlichen äußere Gründe zum Alkoholverzicht geführt haben sollen (vgl. A 2.2 N).

6. Der Klient führt eine früher problematische Lebensentwicklung in wesentlichen Teilen ursächlich auf den früheren Alkoholmissbrauch zurück.

7. Der Klient berichtet über seinen früheren Alkoholmissbrauch ohne den Versuch, das frühere Verhalten zu bagatellisieren, durch Problemleugnung zu verschönern oder zu verdrängen.

8. Der Klient beschreibt den Unterschied zwischen dem jetzigen Abstinenzentschluss und früheren, vielleicht auch längeren Alkoholtrinkpausen.

9. Der Klient hat Erfolg versprechende, d. h. aktive, lösungsorientierte Bewältigungsmechanismen entwickelt, die an die Stelle von früheren Verdrängungs- und Abwehrmechanismen getreten sind.

10. Der Klient beschreibt, wie er unangenehme emotionale Belastungen oder Beanspruchungen ohne Alkoholkonsum bewältigt.

11. Der Klient hat eine positive Zukunftsperspektive entwickelt und berichtet über Pläne und Schritte zur Realisierung.

12. Der Klient verfügt über ein ausreichendes Maß an Selbstvertrauen und Selbstsicherheit, um auch in belastenden Situationen auf Alkohol verzichten zu können.

13. Der Klient hat, falls er Situationen mit versehentlichem Alkoholkonsum erlebt hat (z. B. Alkoholpraline, Kuchen, Mischgetränke), den Konsum sofort abgebrochen.

Die Alkoholabstinenz ist stabil, da sie durch Rückfall vermindernde Maßnahmen und das soziale Umfeld gestützt wird und von ausreichender Dauer ist. *Kriterium A 1.6 N*

1. Der Klient verfügt über ein ausreichendes Maß an Selbstvertrauen, Selbstsicherheit und Durchsetzungsvermögen, um auch in sozialen Verführungssituationen oder in psychisch belastenden Situationen auf Alkoholkonsum verzichten zu können.

2. Der Klient nutzt auch nach Abschluss der Therapie regelmäßige, stützende Maßnahmen (Selbsthilfegruppen, Nachsorgegruppen, Einzelgespräche); er verlässt sich nicht ausschließlich auf die eigene Willensstärke oder überschätzt seine Selbstkontrollmöglichkeiten.

   (1) Es dominieren Einstellungen wie: „Das muss ich alleine schaffen" oder „Da kann mir ohnehin keiner helfen". *Kontraindikator*

3. Der Klient hat Rückfall begünstigende Situationen im beruflichen Umfeld (Abteilungsfeste, Kundenessen etc.) in ihrer Problematik erkannt. Er hat plausible Schritte unternommen, um die Rückfallrisiken zu vermeiden (Vereinbarungen mit seinem Chef, Ansprechen seiner Problematik, Veränderung des Arbeitsfeldes etc.).

4. Der Klient hat Rückfall begünstigende Situationen im Freizeitbereich (Vereinstreffen, Stammkneipen, Bier nach dem Sport) in ihrer

Problematik erkannt. Er hat durch Vermeidung der Situation oder durch Ansprechen seiner Problematik das Rückfallrisiko verringert.

5. Der Klient nimmt nicht mehr wie früher an Freizeitgestaltungen teil, bei denen der Konsum von Alkohol als wesentlicher Bestandteil gesehen wird.

6. Der Klient hat neue und gezielte Freizeitaktivitäten aufgenommen (Wiederbelebung alter Hobbys, sportliche Aktivitäten etc.).

7. Der Klient berichtet von Veränderungen in seinen Sozialkontakten dahingehend, dass der stark Alkohol konsumierende Bekanntenkreis an Attraktivität verloren hat und neue Kontakte mit anderen Schwerpunkten und Zielsetzungen aufgebaut wurden.

8. Die Alkoholabstinenz des Klienten wird von seinem sozialen Umfeld akzeptiert und unterstützt. Er hat wesentliche Bezugspersonen über seine Alkoholkrankheit informiert.

9. Der Klient hat durch seine Alkoholabstinenz in der Familie/Partnerschaft keine neuen und überdauernden Probleme erlebt. Insbesondere hat eine vermehrte Selbstsicherheit oder Dominanz gegenüber früher zu eher positiven Entwicklungen beigetragen.

10. Der Klient hat zuletzt wieder aktiver an der Gestaltung des Familienlebens teilgenommen und ist auch wieder an der Lösung der Probleme anderer (z. B. seiner Kinder) interessiert, die er nicht mehr nur als Störfaktor erlebt.

11. Der Klient hat nach Abschluss der stationären Therapie ein Jahr Abstinenz eingehalten (auch in besonders günstig gelagerten Fällen keinesfalls jedoch weniger als 6 Monate).

12. Der Klient hat nach Abschluss einer ambulanten oder teilambulanten Maßnahme einen ausreichenden Zeitraum der alkoholabstinenten Lebensweise ohne regelmäßigen therapeutischen Kontakt durchgehalten. Die Dauer dieses Zeitraums orientiert sich an der einjährigen Abstinenzforderung und ist von der gesamten bereits zurückliegenden Abstinenzzeit abhängig zu machen, beträgt jedoch nicht weniger als sechs Monate nach Beendigung der ambulanten Therapiephase.

13. Hält der Klient Alkoholabstinenz ohne vorherige therapeutische Aufarbeitung der persönlichen Ursachen, die zur Entwicklung der Alkoholabhängigkeit geführt haben ein, liegt ein problemangemessener – in der Regel länger als ein Jahr währender – Stabilisierungszeitraum vor. Die in den Begutachtungs-Leitlinien zur Kraftfahrereignung geforderte einjährige nachgewiesene Abstinenz wird keinesfalls unterschritten.

Falls der Klient innerhalb der zurückliegenden Abstinenzphase kurzfristig Alkohol konsumiert hat („lapse"), lässt sich dies trotzdem mit der Erwartung einer langfristigen, ausreichend stabilen alkoholabstinenten Lebensweise vereinbaren.

Kriterium A 1.7 N

1. Der seit dem letzten Alkoholkonsum verstrichene Zeitraum ist genug, um eine angemessene Aufarbeitung dieser Erfahrung zu gewährleisten (i. d. R. mindestens sechs Monate).

2. Der Klient hat Alkohol in der Initialphase der Abstinenz getrunken, in der die Vorsatzbildung noch nicht abgeschlossen und noch nicht ausreichend motivational gestützt war.

3. Der Klient hat nach dem (letzten) Alkoholkonsum in der Abstinenzphase neue Einsichten gewonnen bzw. Erfahrungen gemacht (evtl. mit Unterstützung einer Therapie oder in einer Gruppe), die einer konsequenteren Verhaltenskontrolle zugute kommen; er hat akzeptiert, dass der Abstinenzentschluss Einschränkungen und Ausnahmen nicht verträgt.

4. Der Klient, der die Notwendigkeit der Alkoholabstinenz akzeptiert, berichtet von sich aus von der Unterbrechung der Abstinenz, ohne dass diese aktenkundig ist.

5. Der Klient hat nach dem Alkoholkonsum, der ihm die große Rückfallgefahr vor Augen geführt hat, nicht resigniert, sondern sich intensiv damit auseinandergesetzt und aktiv konkrete Schritte bewältigt, um vergleichbaren Situationen nicht mehr unvorbereitet gegenüberzustehen.

6. Der Klient kann – nicht alltägliche – Situationen („Glatteisstellen") benennen, in denen nach seiner Einschätzung sein nach wie vor bestehender Abstinenzvorsatz (nicht intendiert, aber eben möglicherweise) in Gefahr geraten kann.

    (1) Der Klient äußert die naiv-unerschütterliche Überzeugung, dass der Rückfall oder Ausrutscher einmalig gewesen sei und dass sich Ähnliches künftig nicht wiederholen könne. *Kontraindikator*

7. Der Klient hat in der (noch andauernden) Abstinenzphase nur einmal – evtl. unkontrolliert – Alkohol getrunken.

8. Der Klient hat Kompetenzen zur Bewältigung von kritischen Lebenssituationen, die zum Alkoholkonsum führten, erworben.

9. Der Klient verfügt über Ressourcen (eigene Kompetenzen, stabilisierendes Umfeld), um ggf. künftige Abstinenzbrüche abfangen und aufarbeiten zu können.

Kontraindikator (1) Der Klient plant oder gestattet sich zukünftig gelegentlichen Alkoholkonsum bzw. spielt die Risiken eines Abstinenzbruches herunter.

Hypothese 2

> Ist aus der „Lerngeschichte" des Klienten die Notwendigkeit eines Verzichts auf den Konsum alkoholhaltiger Getränke abzuleiten, wird Alkoholverzicht auch konsequent und stabil eingehalten?

Kriterium für die Notwendigkeit eines konsequenten Alkoholverzichts

Kriterium A 2.1 K

Der Klient ist zum kontrollierten Alkoholkonsum nicht hinreichend zuverlässig in der Lage.

Alkoholverzicht ist immer dann erforderlich, wenn auf Grund der Lerngeschichte anzunehmen ist, dass sich ein konsequent kontrollierter Umgang mit alkoholischen Getränken nicht erreichen lässt. In die Betrachtung der Lerngeschichte sind dabei die Auffälligkeiten in der Vorgeschichte, die individuelle Verarbeitung dieser Erlebnisse und ggf. auch therapeutische Maßnahmen mit einzubeziehen.

Der Alkoholverzicht ist dabei insofern von der bei Abhängigkeit indizierten Alkoholabstinenz zu unterscheiden, als es sich um eine vernunftgeleitete Entscheidung für eine Erfolg versprechende Verhaltensstrategie zur Vermeidung einer alkoholisierten Verkehrsteilnahme handelt und nicht um eine aus gesundheitlichen oder sozialen Gründen zwingend erforderliche Maßnahme.

Die im Folgenden aufgeführten Merkmale sprechen für eine fehlende Fähigkeit zum kontrollierten Umgang mit Alkohol, so dass die Voraussetzungen zum Führen eines Kraftfahrzeugs zum Untersuchungszeitpunkt nur bei stabilem Alkoholverzicht gegeben sind. Hierbei ist zu fordern, dass nicht nur ein Merkmal bzw. Indikator erfüllt ist, sondern dass sich Indikatoren aus verschiedenen Merkmalsbereichen zu einem einheitlichen Befundbild zusammensetzen.

Zusätzlich können Hinweise auf das Vorliegen einer Alkoholabhängigkeit (aus Kriterium A 1.2 N) zwar berücksichtigt werden, auch wenn diese nur vereinzelt existieren oder eher schwach ausgeprägt sind, aber eine Abhängigkeit kann allein auf dieser Grundlage letztendlich nicht diagnostiziert werden.

Psychische Merkmale

P 21 Die Leistungsfähigkeit des Klienten am Tag der Untersuchung ist deutlich reduziert (und hat nicht nur altersbedingt nachgelassen).

P 22 Die Stimmungslage des Klienten ist auffällig unausgeglichen oder er berichtet von einer deutlichen Stimmungslabilität in Zeiten vermehrten Alkoholkonsums.

P 23 Der Klient bestreitet Veränderungen in der Selbstwahrnehmung und Verhaltenssteuerung unter Alkoholeinfluss.

P 24 Die Wahrnehmung des früheren Alkoholkonsums ist geprägt von der Verdrängung der positiven oder negativen Konsumfolgen und der Verselbstständigung der Konsumentscheidungen.

Soziale Merkmale

S 21 Der Klient hat Krisen oder schwerere Konflikte (z. B. Ehescheidung) durchlebt, die erkennbar mit einer Alkoholproblematik in Verbindung stehen oder standen.

S 22 Der Klient kann sich von den sozialen Bindungen nicht lösen, die schon in der Vergangenheit das problematische Trinkverhalten ausgelöst oder begünstigt haben.

S 23 Dem Klienten ist von Personen in seinem Umfeld empfohlen worden, eine Suchtberatung in Anspruch zu nehmen oder eine Selbsthilfegruppe zu besuchen.

S 24 Negative Rückmeldungen und Vorwürfe von Bezugspersonen des Klienten hinsichtlich der konsumierten Alkoholtrinkmengen oder der Konsumfolgen führten allenfalls zu zeitweiligen Korrekturen (i. S. der Reduktion der Trinkanlässe oder -mengen oder des kurzzeitigen Verzichts auf Alkohol).

Delinquenz-Merkmale

D 21 Es liegt ein Zusammenhang zwischen strafrechtlichen Delikten und Zeiten vermehrten Alkoholkonsums vor.

D 22 Der Klient ist in betrunkenem Zustand aktiv in eine körperliche Auseinandersetzung (Schlägerei) verwickelt gewesen.

D 23 Nach Absolvieren eines Kurses zur Wiederherstellung der Kraftfahreignung (§ 70 FeV) für alkoholauffällige Kraftfahrer hat es einen Rückfall (erneutes Alkoholdelikt) gegeben.

D 24 Nach einem Vorgutachten mit positiver Prognose auf Grund von Alkoholabstinenz oder reduziertem Alkoholkonsum kam es zu einem erneuten Alkoholdelikt.

D 25 Bei wiederholten Alkoholdelikten im Straßenverkehr ist eine deutlich steigende Tendenz in den BAK-Werten zu beobachten.

D 26 Im aktuellen Auszug aus dem VZR sind *mehr als zwei* Entziehungen der Fahrerlaubnis wegen Trunkenheitsfahrten (§§ 315c oder 316 StGB) eingetragen.

D 27 Es finden sich in der Vorgeschichte Trunkenheitsfahrten mit einer BAK über 1,1 Promille während einer frühen Tageszeit (auch Restalkoholfahrten).

Vermeidungsstrategien; Selbstkontroll- und Therapieerfahrungen

V 21 Der Klient muss in Zeiten erhöhter Anforderungen (z. B. Lehrgänge) Alkoholtrinkpausen einlegen, um eine ausreichende Leistungsfähigkeit aufzuweisen.

V 22 Der Klient berichtet über mehrere Abstinenzphasen in der Vergangenheit, in denen er seine Selbstkontrollfähigkeit prüfen wollte (naive Selbstdiagnose zum Ausschluss von Alkoholabhängigkeit).

V 23 Der Klient selbst hält eine Alkoholabstinenz für erforderlich und hält sie zum Zeitpunkt der Untersuchung bereits ein.

V 24 Der Klient hat auch in Zeiten behördlich veranlasster Laborkontrollen vermehrt Alkohol konsumiert.

Bedingungen des Trinkens; Trinkmotive und -umstände

B 21 Der Klient hat Alkohol ohne besonderen Anlass bereits in den Morgenstunden getrunken.

B 22 Der Klient hat Alkohol hastig und in großen Schlucken getrunken.

B 23 Der Klient hat vorwiegend Alkohol getrunken, um ein Rauscherlebnis zu erzielen oder vom Alltag abzuschalten (Wirkungstrinken mit Toleranzentwicklung).

B 24 Der Klient hält eine Entkoppelung des Fahrens von bestimmten Trinkanlässen nicht unter allen Umständen für realisierbar.

Quantitative Merkmale; Alkoholtrinkmengen und -häufigkeiten

Q 21 Der Klient erwartet, bei bestimmten Trinkanlässen auch zukünftig so viel zu trinken, dass BAK-Werte von ca. 1,6 Promille erreicht oder überschritten werden.

Q 22 Der Klient hat wiederholt an ein und demselben Tag bei mehr als einer Gelegenheit Alkohol in solchen Mengen getrunken, dass eine verkehrsrelevante Blutalkoholkonzentration erreicht wurde.

Kriterien für eine angemessene Problembewältigung

Der Klient verzichtet konsequent auf den Konsum alkoholischer Getränke.

Kriterium
A 2.2 N

1. Der Klient gibt an, konsequent auf den Konsum von Alkohol zu verzichten.
2. Der Klient vermeidet nach Möglichkeit den Konsum alkoholhaltiger Speisen (Eis mit Likör, Alkoholpralinen, Rumtorte etc.).
3. Der Klient konsumiert auch von sog. alkoholfreien Getränken mit geringem Alkoholgehalt (alkoholfreies Bier, alkoholfreier Wein oder Sekt) keine größeren Mengen, die zu einer spürbaren Wirkung des enthaltenen Alkohols führen.
4. Sofern der Klient einen sehr seltenen Konsum sehr geringer Mengen alkoholhaltiger Getränke (unterhalb der Wirkungsgrenze, z. B. ein Glas Sekt mit Orangensaft) bei bestimmten, außergewöhnlichen Gelegenheiten als Teil seiner Verhaltensstrategie vorsieht, ist nicht zu erwarten, dass sich daraus eine Entwicklung zu wieder häufigerem, stärkerem oder regelmäßigem Konsum ergibt.
5. Die Lebensverhältnisse und die Freizeitgestaltung lassen den Alkoholverzicht plausibel erscheinen.

   (1) Der Klient kann keinerlei alternative Verhaltensweisen als Ersatz für die Zeiten und Funktionen des früheren Alkoholkonsums schildern.   *Kontraindikatoren*

   (2) Die situativen Einflussfaktoren sind unverändert geblieben (gleiche „Trinkumgebung").

6. Der Klient weist keinen (Rest-) Alkoholgehalt bei einer Atemalkoholkontrolle am Untersuchungstag auf.
7. Der Klient weist bei der medizinischen Untersuchung keine Befunde auf, die für aktuellen Alkoholkonsum sprechen.

   (1) Verschiedene der erhobenen Befunde erhärten in der Zusammenschau als „Mosaik" den Verdacht auf Alkoholmissbrauch (vgl. auch Kriterium 3.1, Ind. 1.).   *Kontraindikator*

8. Die aktuellen Laborparameter sind nicht alkoholtoxisch bedingt erhöht.
9. Bei einer Erhöhung der Laborparameter auf Grund vermuteter anderer Ursachen konnte durch eine mehrfache, unregelmäßig und kurzfristig anberaumte Kontrolluntersuchungen des Urins auf Ethylglucuronid (EtG < 1 mg/l) eine Alkoholabstinenz glaubhaft gemacht werden.

10. Früher bekannte alkoholtoxische Körperschädigungen haben sich zurückgebildet (Normalbefund oder Rückbildungsstadium (Narbe) ohne akute toxische Einflüsse).

11. Labor-Alkoholmarker, für die erhöhte Befundwerte aus einer Trinkphase vorliegen (Beleg für individuelle Sensitivität), haben sich normalisiert (z. B. GGT, GPT, CDT).

Kontraindikator

(1) Der Abstinenzmarker Ethylglucuronid (EtG) wird bei kurzfristiger Einbestellungspraxis (1–2 Tage) im Urin nachgewiesen.

Kriterium A 2.3 N **Der Alkoholverzicht ist stabil, da er durch das soziale Umfeld (und evtl. durch weitere Rückfall vermindernde Maßnahmen) gestützt, zumindest aber nicht gefährdet wird und von ausreichender Dauer ist.**

1. Der Klient hat Rückfall begünstigende Situationen im beruflichen Umfeld (Abteilungsfeste, Kundenessen etc.) in ihrer Problematik erkannt. Er hat plausible Schritte unternommen, um die Rückfallrisiken zu vermeiden (Ansprechen seiner Problematik, Veränderung des Arbeitsfeldes, Verkürzung der Anwesenheitsdauer etc.).

2. Der Klient hat Rückfall begünstigende Situationen im Freizeitbereich (Vereinstreffen, Stammkneipen, Bier nach dem Sport) in ihrer Problematik erkannt. Er hat durch Vermeidung der Situation oder durch Ansprechen seiner Problematik das Rückfallrisiko verringert.

3. Der Klient nimmt nicht mehr wie früher an Freizeitgestaltungen teil, bei denen der Konsum von Alkohol als wesentlicher Bestandteil gesehen wird.

4. Der Klient hat wesentliche Bezugspersonen über seine Alkoholproblematik informiert. Sein Alkoholverzicht wird von diesen akzeptiert und unterstützt.

5. Der Alkoholverzicht ist bereits ausreichend lange erprobt, so dass eine Integration in das Gesamtverhalten anzunehmen ist. Dies ist in der Regel nach Ablauf eines Jahres, frühestens jedoch nach 6 Monaten anzunehmen.

6. Der Klient hat nach Abschluss einer unterstützenden psychologischen Maßnahme, die zum Alkoholverzicht motiviert hat, für einen ausreichenden Zeitraum ohne regelmäßigen therapeutischen Kontakt auf Alkoholkonsum verzichtet. Die Dauer dieses Zeitraums beträgt nicht weniger als sechs Monate nach Beendigung der Maßnahme.

Der Klient ist zu einem dauerhaften Alkoholverzicht motiviert. Die Motivation ist nachvollziehbar und (evtl. mit fachlicher Unterstützung) ausreichend gefestigt.

Kriterium A 2.4 K

1. Der Klient stellt die Gründe, die zu einem Alkoholverzicht geführt haben, nachvollziehbar dar. Sie sind aus der persönlichen Problematik heraus verständlich.
2. Der Klient stellt den persönlichen Entscheidungsprozess sowie die Anpassungsprozesse zum Erreichen und Einhalten des Alkoholverzichts nachvollziehbar dar.
3. Der Alkoholverzicht wird aus einem Motiv heraus verständlich, das auch zukünftig wirksam sein wird.
4. Der Klient führt früher problematische Lebensumstände in realistischem Umfang auch ursächlich auf den Alkoholmissbrauch zurück.
5. Der Klient beschreibt nachvollziehbar den Unterschied zwischen dem jetzigen Entschluss zum Alkoholverzicht und früheren, vielleicht auch längeren Alkoholtrinkpausen.
6. Der Klient hat Erfolg versprechende, d. h. aktive, problemorientierte Bewältigungsmechanismen entwickelt, die an die Stelle von früheren Verdrängungs- und Abwehrmechanismen getreten sind.
7. Der Klient beschreibt, wie unangenehme emotionelle Belastungen und Beanspruchungen ohne Alkoholkonsum bewältigt werden.
8. Der Klient hat eine positive Zukunftsperspektive entwickelt und berichtet über Pläne und Schritte zur Realisierung. Es ist ihm insbesondere bewusst, dass eine Wiederaufnahme alter Trinkgewohnheiten seine Zukunftspläne gefährden könnte.
9. Der Klient verfügt über ein ausreichendes Maß an Selbstvertrauen und Selbstsicherheit, um auch in belastenden Situationen auf Alkoholkonsum verzichten zu können.
10. Der Klient bagatellisiert, beschönigt, verdrängt oder leugnet seinen früheren Alkoholmissbrauch und die damit verbundenen Schwierigkeiten nicht.
11. Der Klient beruhigt sich nicht durch eine Abgrenzung von „echten Alkoholikern".

Sofern der Klient eine unterstützende psychologische Maßnahme absolviert hat, war diese problemangemessen und erfolgreich.

Kriterium A 2.5 K

1. Der Klient hat eine einzel- oder gruppentherapeutische Maßnahme bei einem entsprechend fachlich qualifizierten Psychologen

oder bei einer Beratungsstelle absolviert, die in Art und Umfang problemangemessen war.

2. Die durchgeführte Maßnahme hatte die Unterstützung des Klienten bei der Aufrechterhaltung seines Alkoholverzichts zum Ziel.

3. Es liegt eine Bescheinigung des behandelnden Psychologen vor. Dieser ist zu entnehmen, welchen Zeitraum und welchen Umfang (z. B. 20 Therapiestunden innerhalb eines halben Jahres) diese Maßnahme eingenommen hat und dass es zu keinem vorzeitigen Abbruch auf Initiative des Klienten gekommen ist.

4. Der Bescheinigung über eine ambulante Gruppenmaßnahme bei einer Beratungsstelle ist zu entnehmen, dass es sich nicht nur um einen Informations- und/oder Motivationskurs gehandelt hat, der der Heranführung an die eigentliche therapeutische Maßnahme diente.

5. Die therapeutische Intervention ist hinsichtlich aller psychischen Bedingungen für den früheren Alkoholmissbrauch als abgeschlossen zu werten. Insbesondere werden vom Therapeuten keine weiteren Maßnahmen für erforderlich gehalten, die Veränderungen in Bereichen herbeiführen sollen, die ursächlich im Zusammenhang mit der Auffälligkeit im Straßenverkehr und/oder dem Alkoholmissbrauch zu sehen sind (z. B. Selbstsicherheitsproblematik, Aggressionspotenzial etc.).

6. Der Zusammenhang zwischen der persönlichen Problematik des Klienten und dem vermehrten oder unkontrollierten Alkoholkonsum in der Vergangenheit ist in der Therapie problematisiert worden, so dass eine Veränderung des Alkoholtrinkverhaltens als primäres oder sekundäres Therapieziel zu erkennen ist.

Kriterium A 2.6 K **Der Klient konnte durch den Verzicht auf Alkohol neue Erfahrungen mit der eigenen Kompetenz (und sozialen Rückmeldungen) sammeln, die auch zukünftig als „Verstärker" zur Einhaltung des Alkoholverzichts beitragen.**

1. Der Klient hat neue und gezielte Freizeitaktivitäten aufgenommen (Wiederbelebung alter Hobbys, sportliche Aktivitäten etc.).

2. Der Klient hat Veränderungen in seinen Sozialkontakten dahingehend herbeigeführt, dass der sehr stark Alkohol konsumierende Bekanntenkreis an Attraktivität verloren hat und neue Kontakte mit anderen Schwerpunkten und Zielsetzungen aufgebaut wurden.

3. Der Klient berichtet von positiven Entwicklungen in der Familie/Partnerschaft, die durch den Alkoholverzicht ausgelöst oder unterstützt wurden (Konfliktreduzierung durch Aufgabenverteilung,

Verbesserung der finanziellen Situation, Ausbau gemeinsamer Freizeitinteressen etc.).

4. Der Klient nimmt in letzter Zeit aktiver an der Gestaltung des Familienlebens teil. Er ist auch wieder vermehrt an der Lösung der Probleme anderer (z. B. seiner Kinder) interessiert und erlebt sie nicht nur als Störfaktor.
5. Der Klient nimmt berufliche Erfolge durch verbesserte Leistungsfähigkeit als Effekt des veränderten Alkoholtrinkverhaltens wahr.
6. Der Klient erlebt eine vermehrte Akzeptanz im (nicht „alkoholgetränkten") Bekanntenkreis als positive Entwicklung.
    (1) Der Klient berichtet von einem depressiven Rückzug in die Einsamkeit ohne „Trinkgenossen". *Kontraindikator*

Hypothese 3

> **Der Klient ist auf Grund eines angemessenen Problembewusstseins und bei reduzierten Alkoholtrinkmengen sowie ausreichender Steuerungsfähigkeit in der Lage, dauerhaft kontrolliert Alkohol zu trinken.**

Der Klient bietet keine anamnestischen, körperlichen und Laboruntersuchungsbefunde, die auf schädigenden oder unkontrollierten Alkoholkonsum in dem zu bewertenden Zeitraum hinweisen. *Kriterium A 3.1 K*

1. Die medizinische Befundlage ergibt in ihrer Gesamtkonstellation bzw. im Ausprägungsgrad der Einzelbefunde (vgl. Kontraindikatoren) keine Hinweise auf relevante alkoholbedingte Schäden.
    (1) Verschiedene der erhobenen Befunde erhärten in der Zusammenschau als „Mosaik" den Verdacht auf Alkoholmissbrauch. Hierzu zählen *Kontraindikator*

    – Gesteigertes Vegetativum (z. B. kalte, feuchte Akren, Hyperhydrosis, Dermographismus, Lidtremor, Zungentremor und feinschlägiger Fingerspreiztremor)
    – Hautveränderungen
    Lebersternchen (Spider naevi, Palmarerythem)
    Teleangiektasien
    Rosacea mit Rhinophym
    Hautpilzerkrankungen
    Palmar- und/oder Gesichtserythem
    Dupuytren'sche Kontraktur
    hormoninduzierte Hautveränderungen (Gynäkomastie, reduzierte Sekundärbehaarung bei Männern)

Kontraindikator
- Gerötete Augenbindehäute
- Parotisschwellung
- Auffälliger neurologischer Status
  Tremor
  Standunsicherheit (bei Stehversuch mit geschlossenen Augen)
  Koordinationsstörungen
  Gangataxie
  Hyperreflexie
  Abschwächung oder Aufhebung der Muskeleigenreflexe mit distal und beinbetonten sensiblen und/oder motorischen Ausfällen als Hinweis auf eine Polyneuropathie
- Metabolisches Syndrom (erhöhter Blutdruck, erhöhte Blutfette, Übergewicht und pathologische Glucosetoleranz)
- Auffälliger Lebertastbefund
  Konsistenzvermehrung
  Vergrößerung
  Schrumpfung
- Hepatische Enzephalopathie
- Folgen einer Leberzirrhose (Aszites, Ikterus, Ösophagusvarizen)
- Chronische Pankreatitis
- Kardiovaskuläre Störungen: (Hypertonie, dilatative Kardiomyopathie)

2. Die Bestimmung der Labor-Alkoholmarker (z. B. GGT, GOT, GPT oder CDT) ergab keinen Hinweis auf überhöhten Alkoholkonsum.

3. Der Klient trinkt gegenwärtig nicht erheblich mehr als *40 g Äthylalkohol pro Tag (bei Männern) bzw. 20 g (bei Frauen)*, entsprechend dem Grenzwert, von dem ab eine Schädigung des Organismus anzunehmen ist (Durchschnittskonsum in Deutschland 1992 – lt. DHS Jahrbuch Sucht 1995 – ca. 33 g pro Tag für Männer; ca. 15 g pro Tag für Frauen; keine aktuelleren Angaben veröffentlicht, bis 1998 jedoch Rückgang des Gesamtkonsums um 11,6 % – lt. Jahrbuch Sucht 2000).

4. Der Klient hat nach Umstellung seines Alkoholtrinkverhaltens keine Trinkmengen mehr konsumiert, die zu einer deutlichen Überschreitung einer BAK von 0,8 Promille geführt haben dürften.

5. Wenn im Zusammenhang mit dem früheren Alkoholkonsum/-missbrauch alkoholtypische Schädigungen oder körperliche Hinweiszeichen (vgl. Indikator 1) aufgetreten waren, haben sich diese zwischenzeitlich zurückgebildet.

6. Die angegebenen geringeren Alkoholtrinkmengen haben auch zu einer reduzierten bzw. geringen Alkoholverträglichkeit geführt.

   (1) Der Klient hat, wenn in letzter Zeit eine BAK von *0,5–0,8 Promille* eingetreten ist, noch keine deutliche Wirkung gespürt.   *Kontraindikatoren*

   (2) Der Klient kann von keiner veränderten sensorischen, motorischen oder psychischen Alkoholwirkung berichten, die er früher nicht empfunden hat.

Das Trinkmuster des Klienten ist auf Grund plausibler Vorsatzbildung und zuverlässiger Verhaltensorganisation unproblematisch.   **Kriterium A 3.2 K**

1. Der Klient kann (zumindest nach konkreter Nachfrage durch den Gutachter) klare Höchstmengen als Trinkregel für exemplarische Situationen benennen.

2. Der Klient hat seinen Alkoholkonsum in letzter Zeit auch bei besonderen Gelegenheiten begrenzt.

   (1) Der Klient nimmt die eigene Befindlichkeit als Kriterium für das Weitertrinken oder Aufhören.   *Kontraindikatoren*

   (2) Der Klient lässt sich in geselligen Trinksituationen in seinem Verhalten von anderen Personen und/oder äußeren Ereignissen leiten.

3. Der Klient hat den erkennbaren Vorsatz, sich ohne Rücksicht auf den Trinkverlauf und die Rahmenbedingungen konsequent an eine vorher festgelegte Trinkmenge zu halten, und er ist sich bewusst, dass ihm dies Standhaftigkeit abverlangt.

4. Der Klient bietet in der bisherigen Lebensgeschichte auch noch andere Beispiele dafür, dass er eigene vernünftige Konzepte entwickeln und auch gegen Handlungskonzepte anderer Personen durchsetzen kann (z. B. berufliche Weiterentwicklung, finanzielle Vorsorgeplanung, Durchhalten eines „Gesundheitsprogramms").

5. Der Klient bietet keine Hinweise auf eine erhebliche Selbstsicherheitsproblematik mit vermehrter sozialer Verführbarkeit.

6. Die Trinkgeschwindigkeit des Klienten lässt keinen Verlust der Wirkungskontrolle durch „Sturztrunk" befürchten.

   (1) Ein Mann von 80 kg trinkt (auch bei Durst oder in einem psychischen Ausnahmezustand) innerhalb einer Viertelstunde mindestens 1 l Bier oder ½ l Wein.   *Kontraindikatoren*

Kontraindikatoren (2) Der Klient ist in der Lage, eine BAK von 1,5 Promille oder mehr durch Trinken in höchstens einer Stunde zu erzielen.

7. Der Klient hat in letzter Zeit gesellige Anlässe mit dem Zwang zum „zügigen" Runden-Trinken, Stiefel-Trinken oder häufigeren „Ex-Trinken" gemieden oder er schildert Strategien, diesem Gruppendruck zu begegnen.

Kriterium A 3.3 K **Der Klient bietet keinen Hinweis auf eine noch bestehende Neigung zum Entlastungstrinken (Alkoholtrinken zur Beanspruchungsbewältigung).**

Das Kriterium A 3.3 K basiert wesentlich auf einer Studie von A. Schell zum Problemtrinken bei alkoholauffälligen Kraftfahrern (vgl. Literaturangabe [17]). Die dargestellten Risikofaktoren wurden empirisch durch Klientenbefragungen ermittelt und ihre prognostische Relevanz wurde abgesichert.

1. Der Klient hat in der Vergangenheit *nicht* systematisch vermehrt Alkohol konsumiert, um seine Beanspruchung zu reduzieren.

Kontraindikatoren (= Risikofaktoren) (1) Der Klient hat Alkohol gezielt konsumiert, um seine Stimmung anzuheben oder negative Affekte zu vermindern (bei depressiver Verstimmung, Sorgen, Konflikten, Wut oder Eifersucht).

(2) Der Klient hat regelmäßig Alkohol konsumiert, um unangenehme Kognitionen leichter verdrängen zu können („um abzuschalten").

(3) Der Klient hat regelmäßig Alkohol konsumiert, um das physiologische Aktivitätsniveau zu senken („um zu entspannen").

(4) Der Klient reagiert auf unangenehme Nachrichten, Schreck, Ärger o. ä. spontan mit dem „Genehmigen" eines Klaren, Cognacs, Bieres.

(5) Der Klient hat nach einem kritischen Lebensereignis (Entlassung, Scheidung o. ä.) oder während einer Dauerbelastung (z. B. Arbeitslosigkeit) über einen längeren Zeitraum vermehrt Alkohol konsumiert.

(6) Bei geselligen oder anderen „harmlosen" Anlässen ist es zu einem unerwünschten Stimmungsumschwung gekommen (z. B. einen „Moralischen" gekriegt).

(7) Der Klient bietet Hinweise auf maskiertes Wirkungstrinken.

2. Der Klient hat den Zusammenhang zwischen seinen Belastungen und dem vermehrten Alkoholkonsum erkannt und seine bisheri-

gen Versuche der Beanspruchungsbewältigung durch Alkoholmissbrauch als langfristig ineffizient bewertet.

3. Die aktuelle Lebenssituation des Klienten weist keine gravierenden Risikofaktoren bei den *Belastungen und Belastungsmerkmalen* auf.

    (1) Der Klient bewertet Belastungen (die sich aus nicht erwünschten Situationen ergeben) als „stressig".

    (2) Der Klient ist Dauerbelastungen oder mehreren Belastungen ausgesetzt.

    (3) Die Belastungen sind plötzlich aufgetreten (eine innere Verarbeitung war nicht möglich).

    (4) Es bestehen irreversible Belastungen (z. B. Tod eines nahen Angehörigen).

Kontraindikatoren (= Risikofaktoren)

4. Die *Bewältigungsfertigkeiten* des Klienten weisen keine gravierenden Risikofaktoren auf.

    (1) Der Klient hat Belastungen verdrängt oder sie so ungenau wahrgenommen, dass er wesentliche Belastungsmerkmale, die z. B. die Veränderbarkeit der Belastung anzeigen, nicht registriert hat.

    (2) Der Klient erlebt Belastungen übertrieben bedrohlich.

    (3) Der Klient beurteilt eigene Bewältigungsressourcen zu pessimistisch („Das schaffe ich nie.") oder zu optimistisch („Das schaffe ich mit links!").

    (4) Der Klient fühlt sich stark beansprucht (gestresst, ängstlich, depressiv, frustriert etc.).

    (5) Der Klient hat sich vor allem bemüht, seine Stressreaktion bzw. Beanspruchung zu lindern und hat die aktive Bewältigung der Belastung vernachlässigt.

    (6) Der Klient hat beim Versuch der Belastungsbewältigung zu passivem oder resignativem Verhalten tendiert („Hat doch keinen Sinn, da kann man nichts machen.").

    (7) Der Klient hat eine ausgeprägte Neigung gezeigt, bei der Belastungsbewältigung vor allem seine Selbstachtung zu bewahren („Den ersten Schritt zur Versöhnung würde ich nie tun.").

    (8) Der Klient hat (nach Einleitung der Alkoholreduktion oder des Alkoholverzichts) keine konkreten Strategien entwickelt, der Versuchung zu widerstehen, doch wieder (mehr) Alkohol zu trinken.

Kontraindikatoren (= Risikofaktoren)

5. Der Klient hat Beanspruchungen bewältigt, z. B. indem er Gespräche gesucht hat, entweder mit Personen, die ihn schätzen (fühlt sich

erleichtert, bestätigt) oder mit Personen, die ggf. seine unangemessenen Bewertungen korrigieren („Das bringt mich wieder auf den Teppich."); er hat seine physiologische Aktivierung z. B. durch körperliche Betätigung (Ausgleichssport) oder Entspannungstraining reguliert.

6. Der Klient verfügt erkennbar über ein breites Spektrum von Strategien zur Belastungsbewältigung (z. B. am Arbeitsplatz).

7. Die aktuellen *Personen-* und *Umweltmerkmale*, die den Bewältigungsprozess beeinflussen, weisen keine gravierenden Risikofaktoren auf.

Kontraindikatoren (= Risikofaktoren)

(1) Der Klient weist eine externale Kontrollüberzeugung auf, d. h. er schätzt den Einfluss, der von anderen Personen oder von den Umständen, dem Schicksal oder Pech ausgeht, höher ein als seinen eigenen Einfluss auf bestimmte Belastungen.

(2) Der Klient hat ein niedriges Selbstwertgefühl bzw. eine niedrige Kompetenzüberzeugung („Das schaffe ich nie.").

(3) Der Klient erwartet nicht, dass er durch sein Verhalten die gewünschten Effekte erzielen kann (geringe Selbstwirksamkeitserwartung: „Das bringt nichts!").

(4) Für den Klienten ist Alkohol durch eine alkoholaffine Berufstätigkeit (z. B. Produktion oder Vertrieb von Alkohol, Arbeit in Hitze oder Kälte o. ä.) oder Freizeitgestaltung (z. B. in Vereinen, in Gaststätten) zur Beanspruchungsbewältigung leicht verfügbar.

(5) Der Klient ist mit seiner Ehe bzw. Partnerschaft unzufrieden und erlebt dadurch eine längerfristige psychische Anspannung.

(6) Der Klient empfindet die soziale Unterstützung (materielle, praktische Unterstützung, Hilfe durch Gespräche oder Informationen) als mangelhaft (z. B. zu spät oder nur Gespräche statt praktischer Hilfe).

(7) Der Klient hat Unterstützung in sozialen Beziehungen (z. B. Thekenbekanntschaften) gesucht, die eine unangemessene „Beratung" erwarten lassen („Trink doch erst mal einen.").

Kriterium A 3.4 K **Der Klient hat den Alkoholkonsum auf der Basis eines angemessenen Problembewusstseins und auf Grund eines tragfähigen Motivs und vor so langer Zeit auf ein unproblematisches Maß reduziert, dass dieses Verhalten als bewährt und stabil bezeichnet werden kann. Die Erfahrungen mit der Verhaltensänderung werden als insgesamt positiv erlebt.**

1. Die Zeit seit der Verhaltensänderung ist so lang, dass die früheren Trinkanlässe sich innerhalb dieser Zeitspanne ergeben haben (müssten). Das ist im Regelfall ein Jahr.

2. Der Klient hat sein Verhalten entscheidend vor noch nicht einem Jahr, aber mindestens 6 Monaten verändert, positiv weiterentwickelt und stabilisiert (tragfähige, durch die bisherigen Erfahrungen gestärkte Motivation, klares, durchdachtes Konzept zum Vermeidungsverhalten, Integration ins Gesamtverhalten, deutliche Verbesserung wichtiger äußerer Bedingungen).

3. Der Klient hat prinzipielle Überlegungen zur Umstellung des Trinkverhaltens angestellt und ist über ein Erprobungsstadium hinausgekommen.

    (1) Die Umstellung ist an eine vorübergehende Änderung der Lebensverhältnisse oder der Motivation gekoppelt (z. B. zeitweilig verändertes Berufsumfeld, ärztliche Empfehlung wegen einer nicht dauerhaften Erkrankung), deren zeitliche Begrenzung abzusehen ist. *Kontraindikator*

4. Der Klient hat nach einer anfangs noch vordergründig motivierten Verhaltensänderung (z. B. erforderliche MPU) mit der Zeit so positive Erfahrungen gemacht (Akzeptanz durch andere, mehr Arbeitsmotivation, neue Hobbys, Freundeskreis verändert etc.), dass schon jetzt von einer stabilen Motivationsgrundlage ausgegangen werden kann.

    (1) Der Klient hat das Trinkverhalten nur umgestellt, um zu demonstrieren, dass er kein Alkoholiker ist, damit er den Führerschein wiedererlangt oder weil es der Anwalt geraten hat, ohne dass er eine Notwendigkeit dazu aus früher erlebten Nachteilen abgeleitet hätte. *Kontraindikator*

5. Der Klient hat bezüglich des früheren Alkoholmissbrauchs ein angemessenes Problembewusstsein entwickelt, das zur Vermeidung von Rückfällen beitragen kann. Er erkennt insbesondere die Notwendigkeit, zu hinterfragen, warum diese Entwicklung ausgerechnet bei ihm eingetreten ist.

    (1) Der Klient äußert die Überzeugung, dass eine Alkoholfahrt mit hoher BAK „jedem mal passieren" könne. *Kontraindikatoren*

    (2) Der Klient sieht die bei ihm gemessene hohe BAK von über 1,6 Promille als einen im geselligen Rahmen üblichen Wert an.

6. Der Klient hat für eine (weitreichende) Verhaltensänderung auch ein plausibles Motiv.

Kontraindikatoren

(1) Der Klient gibt Begründungen für einen Alkoholverzicht oder eine Trinkmengenreduzierung wie „Schmeckt einfach nicht mehr", … „Das bringt nichts", … „Geht auch ohne", … „Einmal muss Schluss sein …".

(2) Der Klient gibt für eine behauptete Änderung zwar ein im Prinzip tragfähiges Motiv an (z. B. für eine Einschränkung des Alkoholkonsums der ärztliche Rat nach Feststellung einer Fettleber); dieses wird jedoch „entwertet" durch den Hinweis auf eine konkurrierende „private" Erklärung (z. B.: „Die Fettleber kommt bestimmt von dem ungesunden Essen durch die ewige Wechselschicht!").

7. Der Klient verzichtet wegen bestehender oder befürchteter gesundheitlicher Schädigungen vorbeugend weitgehend auf Alkohol, auch wenn er sie ursächlich nicht ausschließlich auf Alkohol zurückführt.

8. Der Klient akzeptiert und befolgt ggf. den Rat seines behandelnden Arztes zur Alkoholreduktion bzw. zum Alkoholverzicht.

Kriterium A 3.5 K **Der Klient stellt die mit einer wesentlichen Veränderung des Alkoholtrinkverhaltens verbundenen Begleitumstände plausibel dar.**

1. Der Klient schildert gegenüber früher veränderte Lebensumstände wie insbes. Tagesablauf, Freizeitgestaltung oder Verfügbarkeit (Bevorratung) alkoholischer Getränke; der mäßige Alkoholkonsum erscheint dadurch plausibel.

2. Der Klient benennt frühere regelmäßig wiederkehrende Trinksituationen, die nun weggefallen sind.

3. Der Klient hat positive psycho-physische Veränderungen registriert (z. B. bzgl. Appetit, Gewicht, Schlaf, Kondition, Nervosität).

4. Der Klient berichtet zumindest ansatzweise, aber konkret von psychischen Veränderungen (z. B. mehr Interesse und Anteilnahme, ausgeglichene Stimmungslage, verbesserte Konzentrationsfähigkeit).

5. Der Klient hat neue soziale Kontakte aufgebaut, die auf eine Neuausrichtung der persönlichen Interessen schließen lassen.

6. Der Klient berichtet von Reaktionen aus dem sozialen Umfeld (z. B. Sticheleien von Kollegen, skeptische oder auch ermutigende Kommentare von Angehörigen, forcierte oder aber unterbliebene Aufforderungen zum Mit- oder Weitertrinken), die den Veränderungsprozess anfänglich begleitet hatten.

Äußere Bedingungen, die früher das Trinkverhalten aufrechterhielten (Auslöser und Konsequenzen), sind nicht mehr vorhanden oder nicht mehr wirksam.

Kriterium
A 3.6 K

1. Berufstätigkeit und berufliches Umfeld, in der Vergangenheit (mit) auslösend für problematisches Trinken, haben sich wesentlich verändert oder an Einfluss verloren.

2. Familiäre bzw. partnerbedingte, wohnungsbedingte oder freizeitbezogene Verhältnisse, die das Problemverhalten aufrechterhielten, haben sich durch aktive Gestaltung des Klienten günstig verändert.

3. Der Klient schildert Veränderungen (z. B. Ehescheidung, neue Partnerschaft, anderer Job) und die damit verbundenen Umstände so, dass günstige Auswirkungen absehbar sind.

4. Der Klient hat erhebliche finanzielle Schwierigkeiten, die Anlass für Alkoholkonsum waren, überwunden bzw. geregelt.

5. Der Klient hat in letzter Zeit soziale Situationen, in denen die kurzfristig angenehmen Folgen des Trinkens (z. B. das Sich-wohl-Fühlen in der Clique, Ausgelassenheit) ein wesentliches Verhaltensmotiv darstellen, nicht mehr in dem Maße aufgesucht wie zuvor.

   (1) Der Klient hat zu den (früher) bevorzugten Trinksituationen keine Alternativen aufgebaut.

   Kontraindikatoren

   (2) Durch die Vermeidung von Trinksituationen hat der Klient keine befriedigenden Kontakte mehr und fühlt sich „vereinsamt".

6. Der Klient hat die Zahl geselliger Trinkanlässe nicht nur wegen der derzeitigen Immobilität in der Sperrfrist verringert, sondern er hat sich bewusst von Personenkreisen, in denen er früher dem Alkohol zugesprochen hat, distanziert und neue Freizeitaktivitäten entwickelt.

Beim Klienten besteht keine unkontrollierte Koppelung bestimmter Trinkanlässe mit dem Führen eines Kraftfahrzeugs (mehr).

Hypothese 4

Der Klient hat den konkreten Vorsatz, eine Fahrt nur dann anzutreten, wenn keine für die Verkehrsteilnahme relevante Alkoholwirkung vorliegt.

Kriterium
A 4.1 K

1. Der Klient hat den festen Vorsatz gefasst, kein Fahrzeug im Verkehr zu führen, wenn er eine Alkoholisierung aufweist, die unter ungünstigen Umständen zu einem Konflikt mit gesetzlichen Regelungen führen kann (d.h. orientiert an der geltenden Rechtsprechung mit einem Blutalkoholspiegel unter 0,3 Promille).

2. Der Klient ist sich bewusst, dass er die Umsetzung dieses Vorsatzes nicht an körperlichen Rückmeldungen über die Alkoholwirkung festmachen darf.

3. Die vom Klienten genannten Trinkmengen, von der er vor einer Verkehrsteilnahme noch annimmt, sie zu sich nehmen zu können, führen unter Berücksichtigung der entsprechenden Zeiträume nicht zu einem für die Verkehrsteilnahme problematischen Blutalkoholspiegel.

4. Bei dem Klienten ist generell mit einer zuverlässigen Vorsatzbildung bzw. mit der Einhaltung von Vorsätzen zu rechnen.

5. Der Klient akzeptiert grundsätzlich eine angemessene gesetzliche Regelung des Problems „Alkohol im Straßenverkehr" als Risikoprophylaxe.

Kriterium A 4.2 K **Der Klient organisiert Alkoholtrinkanlässe und Fahrten so, dass ein problematisches Zusammentreffen verhindert wird und hält seine Vorsätze auch dann bei, wenn unvorhergesehene Umstände eintreten oder andere Personen Einfluss nehmen.**

1. Der Klient kann Fahrten zeitlich von Trinkanlässen trennen, da diese relativ selten und auch vorhersehbar sind.

2. Die vom Klienten gefassten Vorsätze sind so konkret, dass eine erfolgreiche Umsetzung erwartet werden kann. Z. B. hat er Dauer und voraussichtliches Getränkeangebot bei den Trinkanlässen einkalkuliert; die angenommene Trinkmenge pro Zeiteinheit erscheint realistisch und angemessen.

Kontraindikatoren

(1) Die Vorsätze beschränken sich auf Allgemeinplätze ohne Realitätsbezug („Wenn ich zuviel getrunken haben sollte, lasse ich auf jeden Fall das Auto stehen.").

(2) Der Klient verlässt sich bei seiner Vorsatzbildung auf die Mitwirkung anderer („Wenn ich zuviel trinke, holt mich immer meine Freundin ab", „Nach dem zweiten Bier gebe ich meinen Autoschlüssel dem Wirt.")

(3) Der Klient verlässt sich rigide und ausschließlich auf die eigene Konsequenz und Willensstärke.

3. Der Klient ist sich der enthemmenden Wirkung des Alkohols bei der Organisation der Trinkanlässe und des Heimwegs bewusst. Er plant Trinkanlässe i.d.R. so, dass das Fahrzeug sich nicht am Trinkort befindet, sondern dort, wo er es am nächsten Morgen benötigt.

4. Der Klient hat sich auch dazu Gedanken gemacht, dass Vorsätze bei unerwartet veränderten Ereignissen und Abläufen angepasst werden müssen.

5. Der Klient hat in der jüngeren Vergangenheit, sofern er mit nicht fahrerlaubnispflichtigen Fahrzeugen am Straßenverkehr teilgenommen hat, Fahren und Trinken organisatorisch erfolgreich getrennt.

6. Der Klient schätzt Alkoholabbau und Restalkohol hinreichend realistisch ein, bzw. ist sich der Unkalkulierbarkeit und der notwendigen zeitlichen Sicherheitsreserven vor Fahrtantritt am nächsten Tag bewusst.

7. Die Vorgeschichte des Klienten bietet *keine* deutlichen Hinweise darauf, dass er besonders leicht beeinflussbar ist bzw. zu spontanen Entschlüssen neigt.

8. Dem Klienten ist ggf. sehr wohl bewusst, dass eine besondere Beeinflussbarkeit bzw. Spontaneität der Entschlüsse vorliegt, und er äußert Vorsätze, die die Chance einer zuverlässigeren Verhaltenssteuerung erkennen lassen.

Der Klient wird die Trinkmenge, Alkoholauswirkungen und Risiken einer Fahrt unter Alkoholeinfluss auch unter ungünstigen Bedingungen (z. B. nach Genuss der persönlichen Höchsttrinkmenge) zukünftig richtig einschätzen.

Kriterium
A 4.3 K

1. Der Klient macht deutlich, dass er über eine hinreichend zuverlässige „Methode" verfügt, Überblick über die tatsächliche Trinkmenge zu behalten.

    (1) Der Klient will erst dann nicht mehr weiter zu trinken, wenn es nicht mehr schmeckt oder wenn er eine Wirkung registriert.

    Kontraindikatoren

    (2) Der Klient zeigt in der Exploration allgemein, dass ihm die Einschätzung der konsumierten Trinkmengen schwer fällt.

    (3) Der Klient verlässt sich auch bei größeren Trinkmengen oder in unüberschaubaren Situationen allein auf seine Merkfähigkeit.

2. Der Klient zeigt in der Exploration eine ausreichende Fähigkeit zur zuverlässigen Selbstbeobachtung (Konkretisierungen in den Schilderungen eigenen Erlebens, Hinweise auf angemessene Introspektion, Registrieren eigener Fehlleistungen).

3. Der Klient berichtet nicht über unvermittelte Stimmungsumschwünge (Tendenz: euphorisch, sorglos, unternehmungslustig, aggressiv).

4. Der Klient rechtfertigt eine hohe Trinkmenge nicht allein mit der aktuellen Situation oder der spontanen Stimmung.

Kontraindikator (1) Der Klient stellt eine hohe Trinkmenge als für ihn untypisch aber situationsangemessen dar („Ich trinke eigentlich nie viel, aber an dem Abend war die Stimmung einfach so gut").

5. Der Klient hat realistisch erkannt, inwieweit der ggf. aktenkundige Unfall (oder Fahrfehler) alkoholbedingt war.

Kontraindikator (1) Der Klient sieht trotz einer hohen BAK über der Grenze der absoluten Fahruntüchtigkeit (1,1 Promille) keine alkoholbedingten Einschränkungen der Fahrfertigkeiten.

Kriterium A 4.4 K **Der Klient hat für die beschriebene Verhaltensänderung ein (früher nicht oder nicht genügend wirksames) Motiv, von dem auch künftig Verhaltenssteuerung zu erwarten ist.**

1. Die Berufs- bzw. Ausbildungssituation bedingt eine früher nicht vorhandene Notwendigkeit für die Fahrerlaubnis.

2. Der Klient hat zuletzt Wünsche von Bezugspersonen hinsichtlich einer Vermeidung von Trink-Fahr-Konflikten bereitwilliger wahrgenommen, als berechtigt erkannt und in seine Überzeugungsstruktur übernommen.

3. Der Klient hat – nach seinen Schilderungen zu Alkoholdelikt und -auswirkungen – die Gefährlichkeit der Alkoholisierung erkannt und eingestanden.

4. Der Klient argumentiert nicht im Sinne des „Pechvogel-Arguments". Er akzeptiert, dass es vor dem Hintergrund seiner Verhaltensgewohnheiten in der Vergangenheit irgendwann zu einer Verkehrsauffälligkeit hat kommen müssen.

5. Der Klient hat die Strafe (einschließlich Entzug der Fahrerlaubnis) akzeptiert und sich somit von seinem problematischen Verhalten distanziert.

Hypothese 5

> Der Klient verfügt mittlerweile über eine ausreichende Selbstkontrolle bei der Einhaltung von Verkehrsregeln (im Sinne ausreichender und realistischer Beobachtung und/oder Bewertung eigenen Verhaltens).

Kriterium V 5.1 K

Der Klient hat die Problematik des eigenen Verhaltens (bzgl. Ausprägung oder Häufung) erkannt und richtig bewertet. Er kann das Fehlerhafte verbalisieren und einem alternativen (unproblematischen) Verhalten gegenüberstellen.

1. Der Klient hat Verhaltensalternativen zur besprochenen Problemsituation erkannt und die Möglichkeit zur Veränderung des früheren Verhaltens reflektiert.

    (1) Der Klient argumentiert im Wesentlichen so, als wären Verkehrsverstöße mitunter unausweichlich (z. B. Fahren bei Rotlicht, weil er sonst mitten auf der Kreuzung gestanden hätte oder die Ladung beschädigt worden wäre, während er die Wahl einer niedrigeren Geschwindigkeit nicht in Betracht zieht). *Kontraindikator*

2. Der Klient sieht die Notwendigkeit einer angemessenen Fahrtvorbereitung (Zustand Fahrer/Fahrzeug; Zeit- und Streckenplanung) ein.

3. Der Klient sieht einen wesentlichen Unterschied zwischen dem eigenen Verhalten in der Vergangenheit und dem anderer Kraftfahrer, die sich regelgerechter verhalten haben (zugunsten der anderen).

4. Der Klient akzeptiert die Entziehung der Fahrerlaubnis nach Erreichen von 18 Punkten als grundsätzlich notwendige Maßnahme. Er ist sich der Problematik der Missachtung von Warnhinweisen und Korrekturoptionen bewusst.

5. Der Klient gesteht eigenes Fehlverhalten ein und ist bereit zu einer Änderung; auch bei Besprechung einzelner Situationen verlagert er die Verantwortung nicht nach außen (z. B. „nass… dunkel… Fehler der anderen …").

    (1) Der Klient sieht nur das Fehlverhalten in der jeweiligen spezifischen Situation („Ich hätte nicht mit der falschen Reifengröße fahren dürfen."), ohne die zu Grunde liegende und für die Wiederholung von Auffälligkeiten verantwortliche Einstellung reflektiert zu haben („Das Angeben vor meinen Freunden war mir wichtiger als die Vorschriften."). *Kontraindikatoren*

Kontraindikatoren (2) Der Klient sieht als verantwortlich für das Zustandekommen eines Unfalls oder Verstoßes vorwiegend das Fehlverhalten anderer an, welches er selbst zuvor schon häufig beobachtet hatte (z. B. Beschleunigen beim Überholtwerden).

6. Der Klient schildert Verhaltensalternativen situationsspezifisch und konkret (z. B. kann er auf die Frage, wie er einen früher begangenen Verstoß oder Unfall künftig bei gleicher Ausgangslage vermeiden wolle, konkrete vorbeugende Verhaltensweisen benennen).

Kontraindikator (1) Der Klient äußert nur vage Vorsätze wie „besser aufpassen … vorsichtiger fahren … mit der Dummheit anderer rechnen".

7. Der Klient hat die Folgen früherer Fehlverhaltensweisen als gravierend bzw. unangenehm erlebt.

8. Der Klient hat die tatsächlichen erlittenen Nachteile klar als Konsequenzen aus dem eigenen Fehlverhalten erlebt (z. B. Entzug der Fahrerlaubnis nicht als Folge eines zu spät eingelegten Widerspruchs, sondern als Konsequenz einer Reihe von Verhaltensfehlern).

9. Der Klient hat mehrere sinnvoll aufeinander abgestimmte Vorsätze gefasst.

Kontraindikator (1) Der Klient beruhigt sich lediglich mit zu kurz greifenden Änderungen der äußeren Bedingungen oder mit technischen Lösungen (z. B. jetzt Golf Diesel statt GTI; Firmenwechsel; Anbringen einer Warn-Markierung bei 50 und 100 km/h auf dem Tacho).

10. Der Klient hat die Abhängigkeit seines problematischen Verhaltens von seinen Stimmungen bzw. Grundüberzeugungen verstanden.

11. Der Einfluss irrationaler Überzeugungen auf das Verhalten (z. B. „Ich darf mir nichts gefallen lassen; ich halte es nicht aus, dahinter herzuschleichen"), wurde erkannt und in Frage gestellt. Der Klient kann darlegen, wie er mittlerweile mit derartigen Impulsen umgeht.

12. Dem Klienten wird bei der Analyse problematischer Verkehrssituationen die Unkalkulierbarkeit der meisten Determinanten bewusst (z. B. Reaktion anderer Verkehrsteilnehmer; was ist hinter der nächsten Kurve).

13. Der Klient hat verstanden, warum es trotz einer behördlichen Verwarnung, eines Fahrschulkurses oder der beruflichen Notwendigkeit der Fahrerlaubnis zu einer Fortsetzung des Fehlverhaltens gekommen ist.

Der Klient hat die Notwendigkeit regelkonformen, partnerbezogenen Verhaltens im Straßenverkehr eingesehen. Er kann die „inneren Bedingungen" (z. B. Affektivität, Motivation, Wertmaßstäbe oder Selbstkontrolle), die für das frühere nonkonforme Verhalten verantwortlich waren, nachvollziehen und darlegen.

Kriterium V 5.2 K

1. Der Klient hat die Vermeidbarkeit seines eigenen problematischen Verhaltens erkannt (z. B. späte Verzögerung bei Geschwindigkeitsbegrenzungen) und hält es auch für zumutbar, das praktizierte Verhalten zu ändern (z. B. Einhalten der vorgeschriebenen Höchstgeschwindigkeit in einer Autobahnbaustelle bereits ab der Beschilderung).

2. Der Klient sieht das Fehlerhafte oder Unkorrekte des eigenen Verhaltens und bewertet es auch als erheblich bzw. gefährlich (z. B. Geschwindigkeitsüberschreitung innerorts).

3. Der Klient zeigt *kein* verstärktes Autonomiestreben.

    (1) Der Klient nimmt für sich in Anspruch, die Sinnhaftigkeit und damit den verpflichtenden Charakter einer Vorschrift oder Regelung in jeder Situation zu überprüfen und seine Entscheidung davon abhängig zu machen (z. B. „Anhalten an diesem Stopp-Schild ist nicht nötig, weil man alles überblicken kann"… „Feiertags sind die 80 in der Baustelle Blödsinn").

    Kontraindikator

4. Für den Klienten ist es durchaus erträglich, in einer Konkurrenzsituation (z. B. „Wettrennen" zum Kräftemessen) nachgeben zu müssen oder zu „unterliegen"; er hat den Straßenverkehr zumindest in letzter Zeit weniger unter falsch verstandenen Leistungsgesichtspunkten erlebt.

    (1) Der Klient erlebt sich (oft) als Kraftfahrer in einer Konkurrenzsituation zu anderen (z. B. hinsichtlich des Beschleunigungsvermögens, der Höchstgeschwindigkeit, der Geistesgegenwart und Wendigkeit u. a.).

    Kontraindikator

5. Der Klient hat erkannt, dass das Geschehen im Straßenverkehr stark durch „menschliche Faktoren" wie Unaufmerksamkeit, Unerfahrenheit, Fehlinterpretationen, Bequemlichkeit, Selbstüberschätzung, Imponiergehabe u. a. determiniert und somit schwer vorhersehbar ist.

6. Der Klient unterstellt anderen Verkehrsteilnehmern generell eher ein partnerschaftliches als „feindliches" Denken und Handeln.

7. Der Klient erläutert nachvollziehbar eine „Verkehrsmoral", die ihn davon abhält, sich ein ihm zustehendes Recht zu verschaffen (z. B. Erzwingen der Vorfahrt).

8. Der Klient hält zwar „sportliches" oder Thrill-Fahren für attraktiv, will aber auf eine solche Fahrweise verzichten, da ihm klar geworden ist, dass die Bedingungen des öffentlichen Straßenverkehrs dies nicht ohne Beeinträchtigung der allgemeinen Mobilitäts- und Sicherheitsinteressen möglich ist.

9. Die Einstellung des Klienten wird nicht von Ressentiments gegen andere Verkehrsteilnehmer und deren „Fahrkunst" bestimmt.

Kontraindikator   (1) Der Klient äußert sich z. B. geringschätzig über die vergleichsweise regelgerechte Fahrweise „der Deutschen" (im Vergleich zu einem als flexibler und autonomer erlebten Fahrstil im Ausland).

10. Der Klient hat kommunikative Möglichkeiten, die sich dem Kraftfahrer bieten (z. B. Handzeichen geben, kurzes Aufleuchtenlassen der Bremslichter, versetzt fahren, frühzeitige Richtungsanzeige), als Mittel zur Entspannung von Verkehrskonflikten erkannt und in letzter Zeit auch genutzt (bzw. bei fehlender Fahrerlaubnis sich vorgenommen, sie zu nutzen).

11. Der Klient hat die emotionale Bedeutung des Fahrens (Selbstdarstellung, Wettbewerb etc.) erfasst und bezüglich des eigenen Verhaltens reflektiert.

12. Der Klient lässt keine suizidalen Tendenzen erkennen.

Kriterium V 5.3 K   **Der Klient äußert konkrete Verhaltensvorsätze zur Fahrtvorbereitung, zum Fahrtverlauf oder zum Umgang mit kritischen Ereignissen, so dass für die Zukunft von ihm ein situations- und sicherheitsgerechtes Verhalten im Straßenverkehr zu erwarten ist.**

1. Der Klient hat bisher – zumindest in letzter Zeit – Fahrten ausreichend vorbereitet (Zeit- und Streckenplanung, Betriebsbereitschaft und -sicherheit des Fahrzeugs, Fahrtüchtigkeit des Fahrers, sicheres Beladen, Zulassung, Versicherung) oder kann für die Zukunft konkrete Planungen schildern.

2. Für den Klienten stellt die Fahrtvorbereitung jetzt einen wichtigen, ernstzunehmenden Punkt dar.

Kontraindikator   (1) Der Klient macht Äußerungen wie „Wer denkt denn an so was", „Was soll ich denn machen bei so einem Stau".

3. Beim Klienten kann vorausschauendes Denken und Handeln erwartet werden (Stellungnahmen zu den Verstößen; Vermeidungsstrategien); er berücksichtigt wahrscheinliche Entwicklungen von Verkehrssituationen in seinem Fahrverhalten.

4. Der Klient hat sich von den äußeren Bedingungen (z. B. Tourenplanung des Chefs, Terminwünsche von Fahrgästen, ständiger Geldmangel), die früher das Fehlverhalten determiniert haben, weitgehend unabhängig gemacht; die dafür erforderliche soziale Kompetenz kann bei ihm (inzwischen) angenommen werden.

5. Der Klient erklärt, durch welches konkrete Verhalten er den Vorsatz der „Besserung" realisieren will (wie z. B. früher aufstehen, zeitiger losfahren, vorher Karte studieren, Wagen regelmäßig zur Inspektion bringen, öfter die Reifen ansehen, Prämienzahlung durch Dauerauftrag).

6. Der Klient hat den negativen Einfluss einer fehlenden Fahrtvorbereitung auf bestimmte Situationen (z. B. fehlerhafte Orientierung bei Ortsunkenntnis, „Aufholjagd" nach Staus, u. a.) erkannt.

Die beruflichen, finanziellen oder sozialen Bedingungen, die früheres Fehlverhalten mitverursacht haben, wurden vom Klienten erkannt. Sie haben sich gegebenenfalls deutlich im positiven Sinne verändert bzw. ihren Einfluss verloren.

Kriterium V 5.4 K

1. Der Klient lebt – gegenüber früher – gegenwärtig unter günstigeren, weniger belastenden beruflichen Verhältnissen (weniger Leistungsdruck, günstigeres Betriebsklima, sicherere Stellung in der Betriebshierarchie u. a.), und er bewertet dies auch entsprechend positiv.

2. Der Klient hat keine belastenden finanziellen Probleme mehr, sofern diese ihm früher Schwierigkeiten bereiteten, den mit dem Halten und dem Betrieb eines Kraftfahrzeugs verbundenen Verpflichtungen nachzukommen.

3. Im engeren (Familie) oder auch weiteren (Freunde, Clique, Bekannte) Umfeld des Klienten hat es Veränderungen und neue Bewertungen gegeben, die sich auch auf Einstellungen und Verhalten positiv auswirken können.

4. Der Klient hat die für die Überprüfung relevanten Verkehrsauffälligkeiten in einer erkennbar abgeschlossenen Lebensphase oder einer Krisenzeit (Scheidung, Arbeitslosigkeit, problematische Partnerbeziehung) begangen, die jetzt überwunden ist.

5. Der Klient hat sich im Beruf durch Relativierung der Leistungsorientierung zuletzt nicht mehr so stark unter Stress gesetzt; er neigt zu einer „komfortableren" Zeitplanung.

6. Der Klient hat den früheren Alkohol-, Drogen- oder Medikamentenmissbrauch (dadurch vermindertes Verantwortungsgefühl, Selbst-

mitleid und Sinnkrise, Aggressivität, Nachlässigkeiten im Umgang mit Versicherungen und dem technischen Zustand des Fahrzeugs etc.), der die früheren Verkehrsauffälligkeiten wesentlich mitbedingt hat, überwunden.

| Kriterium V 5.5 N | **Die inneren und äußeren Bedingungen, die das bisherige problematische Verhalten des Klienten aufrechterhalten haben, lassen sich grundsätzlich verändern. Der Klient nimmt insbesondere keinen durchgängigen „Opferstandpunkt" ein und sieht die Notwendigkeit zur Änderung nicht nur außerhalb der eigenen Person.** |

1. Der Klient lässt *keine* grundsätzlichen Schwierigkeiten erkennen, sich entsprechend den herrschenden Verkehrsbedingungen und/oder dem Rechtssystem angepasster zu verhalten. Es ist insbesondere keine überdauernde Persönlichkeitsstörung als Ursache der Verkehrsauffälligkeit anzunehmen.

2. Der Klient kann einen Anteil an Eigenverantwortung für seine jetzige Situation akzeptieren.

Kontraindikatoren
(1) Der Klient macht „scharfe" Polizeibeamte, inkompetente Politiker, ungerechte Richter, überforderte Verwaltungsbeamte, lebensfremde Gutachter usw. für seine Misere verantwortlich.

(2) Der Klient sieht sich selbst als den immer wieder Benachteiligten, als den, auf dem andere herumhacken, der sich nicht wehren kann, oder aber auch als den von Neid und Missgunst Verfolgten.

(3) Der Klient lässt eine irrationale Überzeugung erkennen, wonach die „Welt grundsätzlich schlecht und ungerecht" sei, und er Anspruch auf „Wiedergutmachung" habe.

3. Der Klient sieht das eigene Fehlverhalten grundsätzlich als vermeidbar an.

Kontraindikator
(1) Für den Klienten hat sich sein Fehlverhalten zwangsläufig und schicksalhaft aus von ihm selbst nicht zu verantwortenden äußeren oder inneren Bedingungen ergeben („Versuchen Sie da mal, bei diesem Verkehr langsamer zu fahren!"… „An der Stelle knallt es doch jeden Tag!…").

4. Der Klient sieht die Möglichkeit, eine Änderung in der beruflichen Situation, die das Fehlverhalten wesentlich mitbedingt hat, herbeizuführen bzw. die Auswirkungen der Situation zu verändern.

Kontraindikator
(1) Der Klient hält es für unvermeidbar, von seiner Firma aufgestellte enge Zeitpläne durch höhere Geschwindigkeiten und Überschreiten der Lenkzeiten einzuhalten, um seine Arbeit nicht

zu verlieren („Dann nehmen die gleich einen Jüngeren" ... „Da ist auch die Gewerkschaft machtlos".) *Kontraindikator*

5. Der Klient, der sich früher als in Belastungssituationen anfällig erwiesen hat, lebt derzeit nicht in Verhältnissen, die durch ihre akuten psychischen Belastungen sein Verkehrsverhalten ungünstig beeinflussen.

   (1) Der Klient steckt in einer Lebenskrise, die seine Gedanken und Kräfte weitgehend absorbiert (Ehescheidung, bes. Belastung z. B. durch schwere Erkrankung von Angehörigen, Tod eines nahe stehenden Angehörigen, berufliche Aussichtslosigkeit oder Rückschläge usw.). *Kontraindikator*

6. Für das auffällige Verhalten des Klienten im Straßenverkehr sind – soweit erkennbar – *keine* pathologischen Fehlhaltungen bzw. -einstellungen verantwortlich, die einer therapeutischen Intervention bedürfen.

   (1) Der Klient hängt an irrationalen Bewertungen, mit denen Konflikte vorprogrammiert sind („Die müssen doch"... „Der darf doch nicht"... „Ich lasse mir doch nicht gefallen, dass"... „Wenn man mir gegenüber ungerecht ist, werde ich wild"... „Ich kann nicht ausstehen, wenn ..."). *Kontraindikator*

7. Der Klient äußert grundsätzliche Änderungsbereitschaft.

   (1) Der Klient beschränkt sich in der Selbstreflexion auf Äußerungen wie „Ich bin nun mal so"... „Hören Sie, ich mache das schon x Jahre"... „Es ist eben jeder anders"... „Ändern Sie mal was daran!...". *Kontraindikator*

8. In der Vorgeschichte des Klienten fehlen Hinweise auf besonders hartnäckige Änderungsresistenz bzw. auf unzureichende Erfahrungsbildung durch Verdrängung und Verleugnung (weitere Geschwindigkeitsüberschreitungen nach einer dadurch bedingten fahrlässigen Tötung o. ä.).

Hypothese 6

> **Der Klient ist zur Einhaltung gesetzlicher Bestimmungen motiviert und in der Lage und/oder zeigt keine grundsätzlich antisoziale Einstellung.**

Der Klient zeigt keine Störungen oder generelle Fehleinstellungen, die eine soziale Einordnung wahrscheinlich verhindern würden. **Kriterium V 6.1 N**

1. Der Klient weist nach den allgemeinrechtlichen Verstößen, die er begangen hat, eher eine homogene Tatstruktur auf.

Kontraindikator	(1) Der Klient hat vielfältige Delikte unterschiedlicher Art (z. B. Diebstahl, Urkundenfälschung und vorsätzliche Körperverletzung) begangen, die sich gegen verschiedene Rechtsgüter richteten.

2. Der Klient hat die Straftaten im Wesentlichen in einer problematischen, jetzt abgeschlossenen Lebensphase begangen, und es gibt Hinweise auf eine angemessene soziale Integration sowie eine Distanzierung von früherem Verhalten.

3. Der Klient weist neben Lebensphasen mit Störungen der sozialen Einordnung durchaus auch solche auf, in denen von einem angepassten Verhalten in wesentlich ausgeglichener Stimmungslage und relativ stabilen äußeren Lebensbedingungen ausgegangen werden kann.

4. Der Klient bietet keine Hinweise auf Frühkriminalität.

5. Der Klient verfügt über eine ausreichende Frustrationstoleranz und ein hinreichend stabiles Selbstwertgefühl.

Kontraindikator	(1) Der Klient hat sich in der Vergangenheit entmutigt und resigniert gezeigt (z. B. abgebrochene Ausbildung, „Aussteigen") oder hat ein übersteigertes Geltungsstreben, aggressive Reaktionen bzw. starke Ressentiments (z. B. Trotzreaktionen, Racheakte, Dauerfehden mit Kollegen oder Nachbarn) an den Tag gelegt.

6. Der Klient hat zuletzt eine deutlich längerfristige und verantwortlichere Lebensplanung (z. B. berufliche Qualifikation, Familiengründung) erkennen lassen. Das Verhalten hat sich weniger an der Befriedigung spontaner Bedürfnisse orientiert.

7. Es sind vom Klienten keine impulsiven Aggressionsausbrüche in der jüngeren Vergangenheit bekannt, und im Untersuchungsgespräch ist keine subaggressive Grundstimmung zu beobachten.

8. Der Klient bietet keine Hinweise auf Alkohol- oder Drogenmissbrauch (Beschaffungskriminalität).

Kriterium V 6.2 N	**Die Lebensverhältnisse des Klienten (berufliche, finanzielle oder soziale Bedingungen) haben sich so entscheidend positiv verändert, dass von ihnen jetzt eine stabilisierende Wirkung ausgeht.**

1. Analog zu Kriterium V 5.4 K stellen die aktuellen Lebensverhältnisse des Klienten keine Belastung mehr dar; die vollzogenen Veränderungen sind voraussichtlich nicht nur kurzfristig wirksam.

2. Der Klient hat bereitwillig Hilfe von außen angenommen und die davon ausgehenden Anregungen umgesetzt (z. B. Bewährungshilfe, Eheberatung, Schuldenberatung, Psychotherapie).

3. Der Klient hat in letzter Zeit soziale Kompetenzen (Umgang mit Behörden, finanzielle Planung etc.) entwickelt, die früher nicht vorhanden waren.

4. Der Klient hat neue Freizeitinteressen entwickelt und Selbstbestätigungsmöglichkeiten erhalten.

5. Der Klient hat eine früher vorherrschende Skepsis im Sozialkontakt aufgegeben, ist vertrauensvoller geworden bzw. hat freundschaftliche Beziehungen positiv erlebt.

6. Der Klient hat frühere soziale Kontakte, die sich ungünstig für ihn ausgewirkt haben, selbstkritisch reflektiert und sich umorientiert.

   (1) Der Klient definiert freundschaftliche Beziehungen über Solidarität, auch wenn es um illegales, sozial- oder selbstschädigendes Verhalten geht („Ganovenehre", „Diebestouren", „Saufkumpaneien"). *Kontraindikator*

7. Der Klient stellt früheres kriminelles Verhalten nicht nur als Mitläufertum dar, sondern versucht, den eigenen Anteil an dem Gruppenverhalten zu überdenken und die Attraktivität der Gruppe für sich selbst zu hinterfragen.

Hypothese 7

Der Klient weist im medizinischen Bereich keine eignungsausschließenden Beeinträchtigungen auf.

Es liegen unter Berücksichtigung der Grundsätze der Begutachtungs-Leitlinien zur Kraftfahrereignung keine sinnes-physiologischen, internistischen, psychiatrisch-neurologischen bzw. orthopädischen Beeinträchtigungen vor, die das ausreichend sichere Führen von Kraftfahrzeugen ausschließen.

Kriterium AV 7.1 N

Hinsichtlich der speziellen Krankheitsbilder und deren medizinischer Beurteilung sei – statt auf Indikatoren – auf die Leitsätze und Begründungen in den Begutachtungs-Leitlinien zur Kraftfahrereignung in der jeweils gültigen Fassung verwiesen.

Es liegen bei Klienten, die auf Grund ihrer Alkoholauffälligkeit begutachtet werden, keine organischen Beeinträchtigungen vor, die das ausreichend sichere Führen von Kraftfahrzeugen ausschließen.

Kriterium AV 7.2 N

1. Eine dekompensierte Alkoholzirrhose mit hochgradigen Ösophagusvarizen besteht nicht.

2. Bei Alkoholzirrhose besteht keine porto-kavale bzw. porto-renale oder porto-splenale Anastomose.

3. Bei einer Alkoholzirrhose gibt es keine Hinweise auf hepatische Enzephalopathie.

4. Im Zusammenhang mit früherem Alkoholkonsum ist es nicht zu einer chronischen Bauchspeicheldrüsenentzündung mit Befall des Inselapparates und den Folgen einer diabetischen Stoffwechsellage gekommen.

5. Als Folge des Alkoholkonsums sind keine rezidivierenden peptischen Geschwüre des Magens und/oder Zwölffingerdarmgeschwüre aufgetreten
   – mit weiter bestehender Blutungsgefahr und/oder
   – mit erheblicher Beeinträchtigung der Leistungsfähigkeit als Folge (z. B. durch niedrigen Hämoglobingehalt des Blutes).

6. Als Folge des Alkoholkonsums ist keine relevante Herz-Kreislauf-Erkrankung im Sinne einer Kardiomyopathie, kardialer Arhythmien oder eines schweren arteriellen Hochdrucks aufgetreten.

7. Organische Beeinträchtigungen, deren Restsymptome oder Folgeerscheinungen sind ausreichend kompensierbar.

8. Bei kompensierbaren Restsymptomen oder Folgeerscheinungen oder bei Krankheiten mit der Gefahr des evtl. unvorhersehbaren Wiederauftretens der Symptomatik sind Krankheitseinsicht und genügend fundiertes, verfügbares Wissen um die Besonderheiten der Erkrankung vorhanden, so dass mit einer entsprechenden Lebensweise und einem sicherheitsbewussten Verhalten im Straßenverkehr gerechnet werden kann.

Kriterium A 7.3 N **Es liegen bei Klienten, die auf Grund ihrer Alkoholauffälligkeit begutachtet werden, keine psychiatrischen Beeinträchtigungen vor, die das ausreichend sichere Führen von Kraftfahrzeugen ausschließen.**

1. Eine ambulante oder stationäre Behandlung wegen psychiatrischer Komorbidität findet nicht statt.

2. Früher bestehende, psychiatrisch relevante Störungen im Zusammenhang mit Alkoholkonsum sind nicht mehr nachzuweisen.

3. Es gibt keine Hinweise darauf, dass der Alkoholkonsum im Zusammenhang mit dem Auftreten psychiatrischer Störungen wie Depressionen, Schizophrenie oder manischen Episoden erfolgte.

4. Ein Alkoholdelir (Delirium tremens) oder dessen Prodromalerscheinung im Sinne eines Prädelirs ist nicht zu diagnostizieren.

(1) Es besteht eine prädelirante Symptomatik mit innerer Unruhe, Schlafstörungen, Schreckhaftigkeit, Schwitzen, Pulsfrequenzbeschleunigung, zunehmendem Tremor, möglichen kurzfristigen illusionären Verkennungen und nächtlichen Verwirrtheitszuständen. *Kontraindikatoren*

(2) Es bestehen Hinweise auf ein Delir mit zusätzlich zu den obigen Symptomen auftretender Desorientiertheit, optischen Halluzinationen und schwerer psychomotorischer Unruhe.

5. Eine Alkoholhalluzinose, geprägt durch akustische, meist situationsgebundene Halluzinationen, Verfolgungsideen mit paranoid ängstlicher Gestimmtheit bei Fehlen einer eindeutigen Bewusstseinsstörung, ist nicht zu diagnostizieren.

6. Es gibt keine Hinweise auf zerebrale Schädigungen im Sinne eines alkoholbedingten amnestischen Syndroms (Korsakow-Syndrom).

(1) Es gibt diagnostische Hinweise auf Störungen des Kurz- und Langzeitgedächtnisses mit Merkfähigkeitsstörungen und Störungen des Zeitgefühls sowie Konfabulationen. *Kontraindikator*

7. Alkoholbedingte kognitive Defizite, Störungen der visuell-räumlichen Auffassung (der Umstellungsfähigkeit, des antizipatorischen Denkens oder der Abstraktionsfähigkeit) sind nicht zu erheben.

8. Eine alkoholbedingte Demenz besteht nicht.

9. Eine alkoholbedingte Demenz ist hinsichtlich Ausprägung und Schweregrad so wenig relevant, dass sie die Fahreignung nicht beeinträchtigt.

10. Es gibt keine Hinweise auf Suchtverlagerung.

11. Es gibt keine Hinweise auf eine alkoholbedingte Persönlichkeitsveränderung.

12. Ein zerebraler Krampfanfall im Alkoholentzug ist nicht aufgetreten bzw. liegt so lange zurück, dass dieser Sachverhalt die Fahreignung nicht tangiert.

Vorliegende Erkrankungen oder deren Folgen führen nicht zu eignungsausschließenden Mängeln im psychologischen Bereich. **Kriterium AV 7.4 N**

1. Es sind keine Restsymptome oder Folgeerscheinungen erkennbar, die sich auf das intellektuelle und/oder psychisch-funktionale Leistungsniveau bzw. auf die Leistungskonstanz in entscheidendem Maße ungünstig auswirken.

2. Falls noch Beeinträchtigungen durch eine Psychose, eine andere Erkrankung oder eine Medikation bestehen, können sie durch entsprechende psychophysische und intellektuelle Leistungsfähigkeit kompensiert werden.

3. Soweit eine Medikamenteneinnahme erforderlich ist, sind negative Auswirkungen auf die Verkehrssicherheit auch auf Grund der bestehenden Einsicht und Motivation nicht zu erwarten.

4. Sind nach Abklingen der Symptomatik Kontrolluntersuchungen, Nachsorgemaßnahmen oder eine Nachbehandlung erforderlich, kann mit Einsicht in die Problematik und einer entsprechenden Lebensweise gerechnet werden.

5. Hinsichtlich äußerer Bedingungen, die ggf. zum Auftreten bzw. zur Aufrechterhaltung der psychotischen Syndrome oder anderer Erkrankungen wesentlich beigetragen haben, hat es deutliche, günstig zu bewertende Veränderungen gegeben.

6. Sofern eine BtM-Abhängigkeit vorgelegen hat, kann davon ausgegangen werden, dass die D-Kriterien erfüllt sind.

7. Bei einer Körperbehinderung ist dem Klienten das Ausmaß der Beeinträchtigung bewusst, und sie wird insoweit akzeptiert, als mit überkompensatorischem, riskantem Fahrverhalten nicht gerechnet werden muss.

Hypothese 8

Beim Klienten bestehen keine verkehrsrelevanten Beeinträchtigungen der geistigen und/oder psychisch-funktionalen Voraussetzungen.

Kriterium AV 8.1 N

Dem Klienten ist bei der gegebenen intellektuellen und/oder psychisch-funktionalen Ausstattung ein verkehrsgerechtes Verhalten mit Fahrzeugen der beantragten Fahrerlaubnisklasse möglich.

1. Der Klient hat bei der Durchführung der psychologischen Leistungsprüfverfahren die Instruktionen verstanden (ggf. mit Hilfe eines nach Anlage 15 FeV bestellten Dolmetschers) und konnte die Tests unter standardisierten Bedingungen störungsfrei durchführen.

2. Der Klient, der eine Fahrerlaubnis der Gruppe 1 besitzt oder beantragt hat, erzielte in den anlassspezifisch durchgeführten Leistungstests im Bereich der visuellen Wahrnehmung, Konzentration und/oder Reaktionsfähigkeit Ergebnisse, die einem Prozentrang von 16 (eine Standardabweichung unter dem Erwartungswert) oder mehr entsprechen.

3. Der Klient, der eine Fahrerlaubnis der Gruppe 2 besitzt oder beantragt hat, erzielte in der Mehrzahl der anlassspezifisch durchgeführten Leistungstests (mind. zwei Verfahren, sofern ein Verfahren aus mehreren Untertests besteht, ansonsten drei Verfahren) im Bereich der visuellen Wahrnehmung, Konzentration und Reaktionsfähigkeit Ergebnisse, die einem Prozentrang von 33 oder mehr entsprechen. Ein Prozentrangwert von 16 wird ausnahmslos in allen Verfahren erreicht.

4. Der Klient, der eine Fahrerlaubnis der Klasse D, D1, D1E oder zur Fahrgastbeförderung besitzt oder beantragt hat, erzielte in der Mehrzahl der anlassspezifisch durchgeführten Leistungstests (mind. drei Verfahren) im Bereich der visuellen Orientierungsleistung, Konzentrations- und Aufmerksamkeitsleistung, der Reaktionsfähigkeit und der Belastbarkeit Ergebnisse, die einem Prozentrang von 33 oder mehr entsprechen. Ein Prozentrangwert von 16 wird ausnahmslos in allen Verfahren erreicht.

5. Die anlassspezifisch mit psychologischen Testverfahren überprüfte Intelligenz lässt keine intellektuelle Störung erkennen und liegt im Bereich des schlussfolgernden Denkens auf einem Niveau, das einen IQ von 70 entspricht (PR ≥ 3). Für die Fahrerlaubnis der Klasse D, D1, D1E oder zur Fahrgastbeförderung ist ein IQ von mind. 85 zu fordern (PR ≥ 16).

6. Der Klient, der eine Fahrlehrerlaubnis besitzt oder beantragt hat, erzielte in den anlassspezifisch durchgeführten Leistungstests (mind. drei Verfahren) im Bereich der visuellen Orientierungsleistung, Konzentrations- und Aufmerksamkeitsleistung, der Reaktionsfähigkeit und der Belastbarkeit Ergebnisse, die einem Prozentrang von 33 oder mehr entsprechen. Wird dieser Wert in einem Verfahren unterschritten (PR 16–32), lassen die im Übrigen guten Leistungstest eine Kompensationsmöglichkeit annehmen. Ein Prozentrangwert von 16 wird ausnahmslos in allen Verfahren erreicht.

Zudem ist auch im Bereich des schlussfolgernden Denkens und der sprachlichen Intelligenz keine Normabweichung (PR ≥ 16) feststellbar (von Antragstellern werden i.d.R. Werte von PR 33 erreicht oder überschritten).

Früheres verkehrsgefährdendes oder auffälliges Verhalten des Klienten ist nicht auf unkorrigierbare, nicht kompensierbare Leistungsmängel zurückzuführen.

Kriterium AV 8.2 N

1. Die Verkehrsauffälligkeiten des Klienten bieten keine Hinweise auf mangelnde Leistungsfähigkeit als wesentliche Ursache für das

Verhalten (z. B. Wahrnehmungsmängel bei Unfall, Alleinunfälle, Konzentrationsschwäche bei Dauerbelastung).

2. Der Klient zeigt in der funktions-psychologischen Untersuchung keine Leistungsschwächen, die die früheren Auffälligkeiten schlüssig erklären könnten (vgl. Kriterium AV 8.1 N).

Kriterium AV 8.3 N **Der Klient weist zwar Leistungsmängel auf, eine Überprüfung der Kompensationsmöglichkeiten lässt eine ausreichend sichere Verkehrsteilnahme jedoch trotzdem erwarten.**

1. Bei Unterschreitung der in Kriterium AV 8.1 N genannten Grenzwerte handelt es sich um einen isolierten Leistungsbereich. Die im Übrigen erzielten Ergebnisse lassen gute Leistungen (PR zumeist ≥ 33) in den anderen Leistungsbereichen erkennen, so dass anzunehmen ist, dass die isolierte Abweichung einer sicheren Verkehrsteilnahme nicht entgegensteht. Insbesondere sind die Voraussetzungen des Kriteriums AV 8.2 N erfüllt.

2. Der Klient hat seine (insbesondere negativen) Erfahrungen als Verkehrsteilnehmer sinnvoll ausgewertet, d. h. er hat die Bedingungen, unter denen es zu (Beinahe-)Unfällen kam, analysiert und daraus Konsequenzen gezogen.

3. Der Klient mit Fahrerfahrung hat, soweit nach Durchführung der Leistungstests Zweifel bestanden, in einer psychologischen Fahrverhaltensbeobachtung gezeigt, dass in der konkreten Fahrsituation Übung und Routine das ausreichend sichere Führen des Kraftfahrzeugs erwarten lassen.

4. Der Klient hat ein Anspruchsniveau, das der (verminderten) Leistungsfähigkeit angemessen ist; er zeigt keine erhöhte Risikobereitschaft oder Tendenz zu Selbstüberforderung.

Kontraindikatoren

(1) Der Klient schätzt schlechte Testleistungen (unrealistisch) als gut ein.

(2) Der Klient zeigt eine erhöhte Fehlerneigung beim Reaktionstest (als Zeichen eines zu hohen Anspruchsniveaus).

5. Der Klient ist sich der Bedeutung seiner eingeschränkten Leistungsfähigkeit bewusst bzw. akzeptiert sie nach einer Konfrontation mit ihr, so dass eine Kompensation durch eine defensive Fahrweise zu erwarten ist.

6. Der Klient kann angemessene Überlegungen zur „strategischen" und „taktischen" Kompensation seiner Leistungsmängel anstellen (Beschränkung der Fahrtstrecken, Ausschluss von Nachtfahrten, angemessenes Geschwindigkeits- und Abstandsverhalten).

Hypothese 9

> Die festgestellten Defizite des Klienten sind durch einen Kurs zur Wiederherstellung der Fahreignung nach § 70 FeV für verkehrs- bzw. alkoholauffällige Kraftfahrer genügend beeinflussbar.

Kriterium AV 9.1 N

Das problematische Verhalten des Klienten wird durch eine der Rehabilitationsmaßnahmen angesprochen und kann in ausreichendem Maße positiv beeinflusst werden.

1. Der Ausprägungsgrad und die Schwere der verbleibenden Restbedenken lässt erwarten, dass die Problematik in einem Kurs zur Wiederherstellung der Fahreignung aufgearbeitet werden kann.

2. Bei einem alkoholauffälligen Klienten fehlen Hinweise auf *generelle* Fehleinstellungen oder Verhaltensprobleme, die als *un*abhängig von einer Alkoholproblematik anzusehen sind.

   Kontraindikatoren
   (1) Der Klient hat neben der Alkoholauffälligkeit erhebliche bzw. mehrere verkehrsrechtliche Verstöße und/oder allgemein rechtliche Delikte begangen.
   (2) Der Klient zeigt psychische Auffälligkeiten, die dem Fehlverhalten im Straßenverkehr zu Grunde liegen (z. B. Depressionen oder erhebliche neurotische Fehlhaltungen).

3. Bei einem verkehrsauffälligen Klienten sind neben den *nicht* alkoholbedingten Verkehrsverstößen keine weiteren eignungsrelevanten Auffälligkeiten bekannt.

   Kontraindikatoren
   (1) Der Klient bietet Hinweise auf zusätzlichen Alkoholmissbrauch und/oder Drogenkonsum bzw. allgemein rechtliche Delikte.
   (2) Der Klient zeigt psychische Auffälligkeiten, die dem Fehlverhalten im Straßenverkehr zu Grunde liegen (z. B. Depressionen, erhebliche neurotische Fehlhaltungen, Persönlichkeitsstörungen) und nicht im Rahmen eines zeitlich begrenzten Kurses aufgearbeitet werden können.

4. Bei einem Klienten mit gemischter Auffälligkeit (Verkehrsdelikte mit und ohne Alkohol) und doppelter Fragestellung kann eine der beiden Fragen bereits jetzt positiv beantwortet werden, so dass sich die verbleibenden Defizite in einem Kurs zur Wiederherstellung der Fahreignung entweder für alkohol- oder verkehrsauffällige Fahrer beseitigen lassen.

5. Der Erfolg eines Kurses zur Wiederherstellung der Fahreignung ist nicht dadurch in Zweifel zu ziehen, dass der Klient bereits einmal nach Teilnahme an einem derartigen Kurs oder einer vergleichbaren Maßnahme erneut einschlägig verkehrsauffällig geworden ist.

6. Die verbleibenden Defizite betreffen im Wesentlichen nicht die für die Problematik geforderten Stabilisierungszeiträume.

Kriterium AV 9.2 N **Der Klient verfügt über eine ausreichende Fähigkeit zur Selbstreflexion und ein ausreichendes Durchsetzungsvermögen, um für eine genügend weitgehende und stabile Änderung in dem problematischen Verhaltensbereich einleiten und aufrechterhalten zu können.**

1. Der Klient zeigt zumindest Ansätze zu einer ausreichenden Identifizierung des eigenen problematischen Verhaltens und ist zu einer Veränderung bisheriger Einstellungen und Gewohnheiten bereit.

Kontraindikatoren

(1) Der Klient schildert seine Verstöße auch nach gezielter Nachfrage unklar, pauschal und wenig konkret und bleibt dabei erkennbar unter seinen sprachlichen Möglichkeiten.

(2) Der Klient kann sich an Details seiner Verstöße, obwohl diese gravierend waren und/oder erst kurze Zeit zurückliegen, nicht erinnern.

(3) Der Klient hält seine bisherigen Einstellungen und Gewohnheiten für angemessen. Die Einsicht beschränkt sich darauf, dass er nur die von ihm als abschreckend erlebten Folgen seines Führerscheinentzugs betont.

2. Der Klient zeigt zumindest Ansätze zu einer selbstexplorativen Auseinandersetzung mit der Problematik.

Kontraindikatoren

(1) Der Klient ist auch nach gezielter Nachfrage nicht imstande, seine Gedanken (Hypothesen über das zu erwartende Verhalten anderer, Handlungspläne) und Gefühle in problematischen Situationen (z. B. bei Verstößen) auch nur grob, ggf. stichwortartig zu beschreiben.

(2) Der Klient argumentiert mit gesellschaftlichen Zwängen, Tradition oder der „Unschicklichkeit", in manchen Situationen Nein zu sagen („Da kann man sich nicht ausschließen"… „Ich kann die doch nicht vor den Kopf stoßen…").

3. Der Klient bewertet das beobachtete problematische Verhalten – anders als bisher – nach allgemein gültigen Maßstäben nun hinreichend realistisch.

(1) Der Klient weigert sich auch bei entsprechender Rückmeldung durch den Gutachter, die Nachteile der bisher problematischen Verhaltensweisen zu sehen und die Vorteile vernünftiger Alternativen zu erkennen.

(2) Der Klient geht davon aus, dass „andere" oder „die meisten" die gleichen Fehler machen (alkoholisiert fahren, die Geschwindigkeit überschreiten o. ä.).

Kontraindikatoren

4. Der Klient lässt erwarten, dass er – mit Hilfe des Kurses – aus der Beobachtung und Bewertung des problematischen Verhaltens eine Verhaltensalternative entwickeln, aufbauen und stabilisieren kann.

(1) Dem Klienten fehlt der erkennbare Vorsatz sich anzustrengen, ein unproblematisches, angepassteres Verhalten zu etablieren.

(2) Der Klient negiert die Notwendigkeit, vor dem Trinkanlass Trinkmengen und -abläufe festzulegen und/oder die Möglichkeit, sich dann an eine solche Festlegung zu halten („Man weiß doch nie, was da so läuft …").

Kontraindikatoren

5. Der Klient reagiert auf Rückmeldungen bzw. Erläuterungen des Gutachters so, dass zumindest ansatzweise eine Problemeinsicht sowie die grundsätzliche Bereitschaft erkennbar wird, das eigene Verhalten in Frage zu stellen, auch wenn bisher noch keine wesentliche Verhaltensänderung eingeleitet worden ist.

(1) Der Klient setzt unbeirrt auf (vermeintliches) Lernen aus den früheren Erfahrungen (Strafe, Sperrfrist) und seinen „festen Willen", so dass ihm weitergehende Überlegungen verzichtbar erscheinen.

Kontraindikator

Die geistigen, insbesondere die kommunikativen Voraussetzungen des Klienten lassen das erfolgreiche Absolvieren eines Rehabilitationskurses erwarten.

Kriterium AV 9.3 N

1. Ein gravierender Intelligenzmangel des Klienten (insbesondere das Fehlen von Antizipationsfähigkeit, allg. Verständnis, Blick für das Wesentliche) ist anhand von Tests nicht festzustellen und auch aus der Exploration und Vorgeschichtsanalyse nicht zu erschließen.

2. Der Klient ist in der Lage, einfache Gedanken zu seinem Verhalten sowie zu den wesentlichen Bedingungen (Auslöser und Folgen des Verhaltens) zu artikulieren.

3. Es ist zu erwarten, dass der Klient die wesentlichen Gesprächsinhalte des Kurses verstehen kann, auch wenn kommunikative

Erschwernisse wie Durcheinanderreden, leises Sprechen, Dialekte oder Artikulationsprobleme anderer Kursteilnehmer berücksichtigt werden.

4. Der Klient hat mit der sprachlichen Verständigung in der Exploration keine oder allenfalls geringe Schwierigkeiten.

Kontraindikator (1) Der Klient versteht Fragen oder Erklärungen häufig nicht; selbst bei einfachen Formulierungen kommt es zu Unsicherheiten, ob richtig verstanden wurde.

5. Der Klient hört zu und stellt sich auf die Gedankengänge seines Gegenübers ein.

Kontraindikator (1) Der Klient ist in seinen Äußerungen sehr redundant, klebt an einem Thema oder präsentiert ein „fertiges Weltbild" (dem Klienten erscheint nichts unklar oder überlegenswert).

Kriterium AV 9.4 N **Der alkoholauffällige Klient hat nach den erlebten negativen Konsequenzen des Alkoholtrinkverhaltens Verhaltensänderungen vollzogen oder er zeigt zumindest eine erkennbare Veränderungsbereitschaft.**

1. Der Klient hat Trinkhäufigkeiten und -mengen reduziert und auf die Trinkanlässe zurückhaltender reagiert.

2. Der Klient hat sich, ohne alkoholabhängig zu sein, dazu entschlossen, konsequent auf Alkoholkonsum zu verzichten.

3. Der Klient hat zumindest ansatzweise eine „Neuorganisation" im Verhaltensbereich „Alkoholtrinken und Fahren" in Angriff genommen, soweit dies (z. B. mit dem Fahrrad oder Mofa) möglich war oder er hält eine solche Verhaltensplanung zumindest für erforderlich.

4. Der Klient äußert konkrete Vorsätze, im problematischen Verhaltensbereich etwas zu verändern.

Kontraindikator (1) Die geäußerten Vorsätze erschöpfen sich darin, die bisher schon beherzigten „Grundsätze" beizubehalten und

– nur solange zu trinken, wie es schmeckt, „wie ich es mir leisten kann", bis die Verträglichkeitsgrenze noch nicht erreicht ist, wenn die Stimmung noch gut ist o. Ä.,

– das Fahrzeug stehen zu lassen, wenn Alkohol getrunken wurde.

6 Indikatoren zu den D-Kriterien

> Es liegt eine Drogenabhängigkeit vor. Eine angemessene Problembewältigung hat zu einer stabilen Drogenabstinenz geführt.

Hypothese D 1

Kriterien für das Vorliegen von Abhängigkeit

Von Drogenabhängigkeit kann ausgegangen werden, wenn sie entweder bereits fremddiagnostisch festgestellt wurde (vgl. Kriterium D 1.1) oder interdisziplinär aus den Befunden der medizinisch-psychologischen Untersuchung abgeleitet werden kann (vgl. Kriterium D 1.2). Die Einschätzung des Klienten selbst, seine Drogenproblematik stelle eine Abhängigkeit dar, genügt für die Diagnose nicht.

Abhängigkeit wurde bereits extern diagnostiziert.

Kriterium D 1.1 N

1. In der Vergangenheit wurde bereits vom behandelnden Arzt oder einer suchttherapeutischen Einrichtung eine Abhängigkeitsdiagnose gestellt.

2. Die extern gestellte Abhängigkeitsdiagnose orientierte sich nachvollziehbar an anerkannten Diagnosekriterien. Ein entsprechender Arztbericht oder eine vergleichbare Bestätigung der Diagnose liegt vor.

3. Eine oder mehrere Entwöhnungsbehandlungen wurden durchgeführt oder abgebrochen. Die Eingangsdiagnose „Abhängigkeit" ist nachvollziehbar gestellt worden.

4. Eine oder mehrere Entgiftungen wurden durchgeführt. Ein ärztlicher Bericht bestätigt die Abhängigkeitsdiagnose.

5. Der Akte oder den vorgelegten Attesten ist ein Hinweis auf eine fachlich indizierte Substitutionsbehandlung zu entnehmen (z. B. toxikologischer Nachweis von Methadon oder Buprenorphin).

Die Diagnose „Drogenabhängigkeit" ist auf Grund der Befunde zu stellen.

Kriterium D 1.2 N

Im folgenden Kriterienkatalog sind Indikatoren aus DSM-IV[7] und ICD 10 aufgeführt, die eine Abhängigkeitsdiagnose begründen kön-

---

[7] Die Kriterien für Substanzabhängigkeit sind unverändert in die aktuelle Textrevision DSM-IV-TR übernommen worden, so dass weiterhin die diagnostischen Kriterien des DSM-IV Verwendung finden können

nen. Das Vorliegen eines einzelnen Merkmals erlaubt es nicht, eine solche Diagnose zu stellen; als Orientierungshilfe ist zu fordern, dass ausreichend sichere diagnostische Hinweise aus mindestens 4 der folgenden 8 Merkmalsbereiche (A–H) vorliegen. Der Ausprägungsgrad des Merkmals muss i. d. R. klinische Relevanz besitzen und innerhalb der letzten 12 Monate feststellbar gewesen sein (vgl. auch Ausführungen zu Kriterium A 1.2 N).

A. *Ausgeprägte Toleranzentwicklung*

1. Der Klient hatte auch nach Etablieren eines regelmäßigen Konsums noch den Wunsch nach ausgeprägter Dosissteigerung.
2. Wegen zunehmender Giftfestigkeit hat der Klient die Konsummengen erheblich gesteigert.
3. Bei fortgesetzter Einnahme derselben Dosis war die Wirkung deutlich vermindert.
4. Der Drogenkonsum fand zum Ausgleich des Wirkungsverlusts in immer kürzeren Zeitintervallen statt.
5. Der Klient versuchte einen Wirkungsverlust durch gestaffelte Einnahme oder Suche nach höher wirksamen Konzentrationen oder Applikationsformen zu kompensieren.

B. *Auftreten von Entzugssymptomen*

6. Der Klient hat bereits körperliche Entzugserscheinungen (Zittern, Schwitzen, Ganzkörperschmerzen, motorische Unruhe, Krampfanfälle) oder psychische (Nervosität, u. U. starkes „Craving", Gereiztheit, Affektinkontinenz) erlebt.
7. Der Klient hat Drogen konsumiert, um Entzugssymptome zu vermeiden oder zu bekämpfen.
8. Der Klient hat Ausweichmedikamente oder Substitutionsmittel konsumiert.
9. Der Klient hat durch (vermehrten) Alkoholkonsum versucht, Entzugssymptome zu vermeiden oder zu mildern.

C. *Fortsetzung des Konsums trotz negativer Folgen*

10. Der Klient berichtet über rezidivierende Intoxikationszustände mit negativ erlebten Folgen.
11. Der Klient konsumierte Drogen wiederholt unter gefährdenden Bedingungen. Der Umstand der Gefährlichkeit war ihm dabei bewusst (z. B. Lenken eines Kfz trotz wahrgenommener Auswirkungen).

12. Es sind Eigentumsdelikte (Diebstahl, Betrug) oder andere Straftaten zur Beschaffung von Drogen zum Eigenkonsum bekannt.

13. Der Klient konsumierte weiter Drogen, obwohl ihm bewusst war, dass eine gesundheitliche Störung dadurch hervorgerufen, verschlimmert oder in der Heilung verzögert wird.

14. Der Klient konsumierte trotz kritischer und/oder vorwurfsvoller Reaktionen vonseiten des (für ihn bedeutsamen) Umfelds weiter Drogen.

D. *Fehlende Kontrolle der Konsummenge und -dauer*

15. Der Klient konsumierte wesentlich größere Mengen oder höher konzentrierte Drogen, als er sich dies in einer konkreten Situation vorgenommen hatte.

16. Der Klient war nicht in der Lage, Vorsätze hinsichtlich der Dauer oder Häufigkeit von Konsumsituationen einzuhalten.

E. *Gescheiterte Reduktions- oder Abstinenzversuche*

17. Der Klient hat erfolglose Versuche der Reduktion, Einschränkung oder des Verzichts auf psychotrope Substanzen unternommen.

18. Eine tatsächlich erfolgte Reduktion oder Karenz hatte nur kurzfristig Erfolg.

19. Der Klient versucht oder versuchte eine Eigensubstitution mit dem Motiv, von einer bestimmten Droge wegzukommen.

20. Der Klient hat oder hatte beim Drogenkonsum ein anhaltend schlechtes Gewissen, das er als belastend erlebt(e).

21. Der Klient erlebte seine erfolglosen Selbstkontrollversuche als bedrohlich für sein Selbstbild.

22. Der Klient hat ohne den erwarteten Erfolg an Treffen einer Selbsthilfegruppe, einer Drogentherapie- oder Nachsorgeeinrichtung teilgenommen, um Drogenabstinenz zu erreichen oder aufrechtzuerhalten.

F. *Zwang zum Drogenkonsum (Craving)*

23. Der Klient geriet in eine psychische Notlage oder in panikartige Zustände, wenn keine Drogen zur Verfügung standen.

24. Der Klient berichtet davon, viel über Drogen geredet zu haben oder Schwierigkeiten gehabt zu haben, von Gedanken loszukommen, die um Drogen kreisen.

25. Der Klient hatte ein „zwanghaftes, kaum bezwingbares Verlangen" nach Drogen.

G. *Hoher Aufwand für den Umgang mit der Droge*

26. Der Klient hat viel Zeit und Energie für die aktive Drogenbeschaffung aufgewendet.

27. Der Klient hat für den Konsum viel Zeit aufgewendet.

28. Der Klient hat viel Zeit gebraucht, um sich vom Drogenkonsum zu erholen (z. B. Fehlen auf der Arbeit oder in der Schule wegen Konsum am Vorabend).

H. *Vernachlässigung anderer Aktivitäten oder Aufgaben*

29. Der Klient hat vormals gepflegte Hobbys oder Freizeitaktivitäten aufgegeben, da er immer mehr Zeit für den Drogenkonsum benötigte oder dafür, sich vom Konsum zu erholen.

30. Der Klient hat mögliche berufliche Entwicklungen wegen der Folgen des Drogenkonsums nicht wahrgenommen oder es ist sogar zu einem beruflichen Abstieg gekommen.

31. Die sozialen Kontakte des Klienten beschränkten sich zunehmend auf Personen aus der Konsumentenszene.

32. Der Klient berichtet von der Zunahme sozialer Kontakte zu Konsumenten, die er als unter seinem früheren sozialen Niveau empfindet.

33. Der Klient war nicht mehr in der Lage, seinen familiären Verpflichtungen nachzukommen.

34. Der Klient interessierte sich nicht mehr für die Interessen und Probleme seiner unmittelbaren Familie (Partner, Kinder).

35. Der Klient war auf Grund des Drogenkonsums nicht mehr in der Lage, seine finanzielle Lage angemessen zu steuern.

Kriterien für eine angemessene Problembewältigung

Um eine günstige Prognose bei vorliegender Abhängigkeit stellen zu können, müssen die Kriterien D 1.3 N bis D 1.6 N erfüllt sein.

Eine Sonderregelung ist jedoch zu berücksichtigen: Nimmt der Klient an einem kontrollierten *Methadonsubstitutionsprogramm* teil, gelten die folgenden Kriterien beschränkt auf alle anderen illegalen Drogen und Alkohol.

Im Übrigen sind ergänzend zu den hier aufgeführten Kriterien für eine angemessene Problembewältigung die in den Begutachtungs-Leitlinien zur Kraftfahrereignung in der jeweils aktuellen Fassung genannten Anforderungen zu erfüllen.

Es besteht nachvollziehbar eine anhaltende Abstinenz von Drogen und Alkohol.

Kriterium D 1.3 N

1. Es wird kein derzeitiger Drogenkonsum angegeben.
2. Es gibt keine körperlichen Hinweise auf derzeitigen Konsum.

    (1) Die medizinischen Untersuchungsbefunde lassen sich im Untersuchungskontext als Folgen eines Drogenkonsums in der jüngeren Vergangenheit interpretieren. Insbesondere finden sich

    Kontraindikator

    – frische Einstichstellen
    – auffällige Nasenschleimhäute
    – Koordinationsstörungen
    – Gang- und Standunsicherheiten
    – Pupillenauffälligkeiten
    – ein Nystagmus
    – eine psychomotorische Unruhe oder Verlangsamung
    – eine gesteigerte vegetative Symptomatik (Tremor, Schwitzen und Frieren, auffällige Tachykardie, Blutdruckerhöhung, Hyperventilation, Hyperreflexie, Mundtrockenheit)
    – ein auffälliger psychopathologischer Befund
    – ein reduzierter Ernährungs- oder Allgemeinzustand oder
    – Gliederschmerzen.

3. Ein bei der Untersuchung durchgeführtes Drogenscreening (Urin oder Haare) erbringt keinen Nachweis von Betäubungsmitteln, anderen psychotropen Substanzen, Substitutionsmitteln oder Ausweichmedikamenten.
4. Die Abstinenz besteht bereits seit einem Jahr nach Beendigung der suchttherapeutischen Maßnahme (ohne Berücksichtigung eventueller Nachsorgekontakte).
5. Kann bei besonders günstig gelagerten Umständen (z. B. sehr kurze Phase der Abhängigkeit ohne weitreichende Störung der sozialen Bezüge und ohne wesentliche Persönlichkeitsveränderungen mit intrinsischer Therapiemotivation) bereits vor Ablauf von einem Jahr nach Therapieende von einer stabilen Abstinenz ausgegangen werden, beträgt die Phase ohne therapeutische Begleitung trotzdem mind. ein halbes Jahr.
6. Liegt vor einer (ambulant) durchgeführten Therapie bereits ein längerer Zeitraum mit einer nachgewiesenen Abstinenz, so beträgt die drogenabstinente Zeit nach Abschluss der therapeutischen Maßnahme mindestens noch 6 Monate. Der gesamte Zeitraum des Drogenverzichts (incl. etwaigem Klinikaufenthalt) ist in der Regel länger als ein Jahr, keinesfalls jedoch kürzer als 12 Monate.

7. Die behauptete Abstinenz ist durch forensisch gesicherte polytoxikologische Haar- und/oder Urinanalysen dokumentiert (in der Regel vier Untersuchungen im Verlauf eines Jahres), wobei die Probenentnahme an einer neutralen Stelle nach kurzfristiger Einbestellung und bei weitgehendem Ausschluss von Manipulationsmöglichkeiten stattfand.

8. Der Klient kann Angaben zum Zeitpunkt und den Umständen des Abstinenzentschlusses machen.

9. Der Klient kann körperliche, seelische und soziale Veränderungen zu Beginn und im Verlauf der Abstinenz beschreiben.

Kriterium D 1.4 N — Der Klient hat die Drogenabhängigkeit und die zu Grunde liegende Problematik – in der Regel mit suchttherapeutischer Unterstützung – aufgearbeitet/überwunden.

1. Es wurde eine spezifische suchttherapeutische Maßnahme in einer stationären oder ambulanten Einrichtung erfolgreich durchgeführt. Dies kann dokumentiert werden. Die Dauer der Maßnahme und der Teilnahme sind aus dem Therapiebericht oder der Entlassungsbescheinigung ersichtlich.

2. Im Therapiebericht oder der Entlassungsbescheinigung gibt es keine Hinweise auf einen vorzeitigen Abbruch der Therapie.

3. Regelmäßige stützende Maßnahmen werden auch nach Therapieende genützt.

4. Eine ambulante Therapie wurde durchgeführt und beendet. Diese Maßnahme ist bei individueller Würdigung nach Umfang, Dauer und Erfolg als problemangemessen zu werten.

5. Der Klient kann erkennbar aus eigenem Erleben über Therapieinhalte und Veränderungen oder den Erwerb von Verhaltensstrategien berichten.

6. Es gibt keine Hinweise auf eine Suchtverlagerung.

7. Bei intervallärem Verlauf der Abhängigkeit (mehrere Phasen von Karenz, mehrere Therapien mit Rückfällen) trägt die zuletzt durchgeführte Maßnahme diesen besonderen Bedingungen Rechnung.

Kriterium D 1.5 N — Der Klient ist zur Aufrechterhaltung einer drogenabstinenten Lebensweise motiviert. Diese Motivation ist tragfähig und ausreichend gefestigt.

1. Der Klient nennt nachvollziehbare Motive für die Abstinenzentscheidung.

2. Der Klient ist zur Fortsetzung der Abstinenz durch die Akzeptanz seiner Abhängigkeit motiviert.

3. Es besteht Einsicht in die Notwendigkeit völliger Drogen- und Alkoholabstinenz.

4. Genannte extrinsische Motive (Familie, Gesundheit, Führerschein, Arbeitsplatz) besitzen nur sekundären Charakter.

5. Der Klient akzeptiert auch die negativen Folgen seiner früheren Drogenproblematik (z. B. verbliebene Schulden, fehlende Ausbildung).

6. Der Klient hat eine positive und realistische Zukunftsperspektive entwickelt.

7. Der Klient hat eine für ihn befriedigende Integration in einen gesellschaftlichen Bezug außerhalb der Drogenszene gefunden.

8. Im Falle eines früheren abgebrochenen Drogenverzichtes beschreibt der Klient einen qualitativen Unterschied der aktuellen Drogenabstinenz.

9. Im Vergleich zu den bei intervallärem Verlauf in der Vergangenheit vorliegenden Gründen für den Drogenverzicht liegt jetzt eine erkennbar und nachvollziehbar andere Motivation für die Drogenabstinenz vor.

Die Drogenabstinenz ist stabil. Sie wird durch Kompetenzen des Klienten und positive Bedingungen im sozialen Umfeld gestützt. — Kriterium D 1.6 N

1. Der Klient verfügt über ein ausreichendes Maß an Selbstvertrauen, Selbstsicherheit und Durchsetzungsvermögen, um auch in psychisch belastenden oder anderweitig verführenden Situationen auf Drogen verzichten zu können.

2. Der Klient hat sich von der Drogenszene distanziert. Er hat einen neuen Freundeskreis gefunden und/oder den Wohnort gewechselt. Der Kontakt mit Drogenkonsumenten wird konsequent gemieden.

3. Der Klient erkennt eigene Schwächen und die damit verbundene Rückfallgefährdung.

4. Der Klient kann Rückfall begünstigende psychische Zustände identifizieren und bewältigen.

5. Der Klient kann Rückfall begünstigende Situationen im Freizeitbereich identifizieren (z. B. Kiffer im Park, Diskos) und schätzt seine Kompetenzen im Umgang damit realistisch ein.

6. Der Klient konnte aktive und problemorientierte Bewältigungsmechanismen entwickeln, Verdrängung und Abwehr in Bezug auf die eigene Drogenbeziehung sind überwunden. Der Klient gibt grundsätzlich der Konfliktlösung den Vorzug vor der Konfliktvermeidung.

7. Der Klient hat die wesentlichen Bezugspersonen über seine Drogenabhängigkeit informiert. Seine Drogenabstinenz wird durch diese Bezugspersonen unterstützt.

8. Der Klient hat eine für ihn befriedigende Integration in familiäre Bezüge gefunden.

9. Der Klient ist den Anforderungen aus dem beruflichen und sozialen Bereich (wieder) gewachsen.

10. Der Klient hat neue Freizeitaktivitäten aufgenommen oder frühere reaktiviert.

11. Wenn der Klient eine Partnerschaft eingegangen ist, hat der Partner selbst keine Alkohol- und/oder Drogenprobleme und es besteht auch keine „quasi-therapeutische" Beziehung mit der Gefahr einer Ko-Abhängigkeit.

Hypothese D 2

Es liegt eine fortgeschrittene Drogenproblematik vor, die sich im missbräuchlichen Konsum von Suchtstoffen, in einem polyvalenten Konsummuster oder auch im Konsum hoch suchtpotenter Drogen gezeigt hat. Diese wurde problemangemessen aufgearbeitet und eine Drogenabstinenz wird ausreichend lange und stabil eingehalten.

Kriterien für eine fortgeschrittene Drogenproblematik

Die Einstufung eines Drogenkonsums als „fortgeschrittene Drogenproblematik" setzt die Erfüllung zumindest eines der Kriterien D 2.1 bis D 2.3 voraus. Die Kriterien für eine Drogenabhängigkeit (Hypothese 1) dürfen zudem nicht erfüllt sein.

Kriterium D 2.1 N

Das frühere Drogenkonsumverhalten des Klienten stellte ein „fehlangepasstes Muster von Substanzgebrauch dar, das sich in wiederholten und deutlich nachteiligen Konsequenzen manifestiert hat" (Substanzmissbrauch nach DSM-IV[8]).

---

[8] Die Kriterien für Substanzmissbrauch sind unverändert in die aktuelle Textrevision DSM-IV-TR übernommen worden, so dass weiterhin die diagnostischen Kriterien des DSM-IV Verwendung finden können

1. Der Klient hat Drogen wiederholt mit den Folgen konsumiert, dass es zu einem Versagen bei der Erfüllung wichtiger Verpflichtungen bei der Arbeit, in der Schule oder zu Hause gekommen ist.

2. Der Klient hat Drogen wiederholt in Situationen konsumiert, in denen es auf Grund des Konsums zu einer körperlichen Gefährdung kommen konnte oder gekommen ist.

3. Der Klient hatte im Zusammenhang mit dem Drogenkonsum bereits wiederholt Probleme mit Polizei, Gerichten oder Behörden.

4. Obwohl durch die Auswirkungen der konsumierten Droge(n) ständig oder wiederholt soziale oder zwischenmenschliche Probleme aufgetreten oder verstärkt worden sind, hat der Klient weiterhin diese Droge(n) konsumiert.

Dem Drogenkonsum des Klienten lag wiederholt oder überdauernd eine problematische Motivation zu Grunde und/oder es fehlte das grundsätzliche Bedürfnis zur einer angemessenen Verhaltens- und Wirkungskontrolle.

Kriterium
D 2.2 N

1. Der Klient konsumierte Drogen mit der Absicht, emotionale Dauerbelastungen (z. B. Ängstlichkeit, Unzulänglichkeitsgefühle, Depressionen) zu verändern oder in ihrer Bedrohlichkeit zu reduzieren.

2. Der Klient setzte bei persönlichen Belastungen (Frustrationen, Unterprivilegierungen, Pubertätskonflikte) vorwiegend Drogenkonsum als Mittel zur Problembewältigung ein.

3. Dem Drogenkonsum des Klienten lag überwiegend ein problematisches Konsummotiv (z. B. weitgehende Realitätsflucht) zu Grunde.

4. Der Klient konsumierte wiederholt ihm unbekannte Drogen bzw. Wirkstoffmischungen.

5. Der Klient wies beim Drogenkonsum eine ausgeprägte „Experimentierfreude" auf. Seinem Konsum lag keinerlei Vorsichtshaltung mit dem Bestreben zu Grunde, die negativen Konsequenzen des Konsums gering zu halten.

6. Der Klient berichtet über psychoseähnliche Inhalte seines Rauscherlebens. Er hat den Konsum derselben Droge dennoch fortgesetzt.

7. Der Klient hat trotz Kenntnis einer bevorstehenden Kontrolle (z. B. MPU oder Gesundheitsamt) und deren Bedeutung für die Fahrerlaubnis noch kurz zuvor Drogen konsumiert (Nachweis im Blut oder Urin).

8. Der Klient hat am Straßenverkehr teilgenommen, obwohl er für sich selbst erkennbar unter Rauschmitteleinfluss stand.

Kriterium D 2.3 N	**Der Klient weist eine polyvalente Drogenproblematik auf oder er konsumierte (auch) als hoch suchtpotent bekannte Drogen oder Drogen, deren Wirkungsverlauf, Wirkstoffkonzentration oder Konsumrisiko als unkontrollierbar eingestuft werden müssen.**

1. Der Klient konsumiert(e) neben Cannabis auch regelmäßig Drogen, die eine höhere Suchtpotenz und Gefährlichkeit aufweisen, so dass das Konsummuster hinsichtlich der zu erwartenden Wirkungen und Auswirkungen insgesamt als unkontrollierbar und besonders riskant eingestuft werden muss.

2. Der Klient war sich der Problematik eines Mischkonsums für die Kontrollierbarkeit des Wirkungsverlaufs und der langfristigen Folgen des Konsums bewusst; dieses Bewusstsein hat aber zu keiner Verhaltensänderung geführt.

3. Der Klient konsumierte als hoch suchtpotent bekannte Drogen (Heroin, Crack).

4. Der Klient konsumierte wiederholt Drogen, deren Wirkungsverlauf als höchst unkontrollierbar eingestuft werden muss (Crack, LSD, unbekannte Designerdrogen oder Mischprodukte).

5. Der Klient konsumierte Drogen in einer Zubereitungs- oder Applikationsform, die auf Wirkungssteigerung ausgerichtet ist und damit eine Toleranzsteigerung erkennen lässt (z. B. intravenösen Konsum von Heroin oder Kokain, Konsum von Haschischöl).

6. Der Klient berichtet davon, dass er Drogen bei einem Konsumereignis zur Wirkungsverlängerung mehrfach hintereinander eingenommen hat.

7. Der Klient berichtet davon, dass er Drogen zur Wirkungsveränderung gemeinsam mit Alkohol konsumiert hat.

8. Der Klient berichtet von einem problematischen Alkoholkonsum, der zusätzlich zum Drogenkonsum bestand, von ihm abgelöst wurde oder ihn ersetzen sollte.

9. Der Klient hat bereits einmal mit einer hohen Blutalkoholkonzentration (BAK > 1,1 ‰) am Straßenverkehr teilgenommen.

10. Der Klient hat psychoaktive Medikamente (z. B. Antidepressiva, Antiepileptika) mit der Absicht konsumiert, die Wirkung anderer Drogen zu verstärken oder zu verändern.

Kriterien für eine angemessene Problembewältigung

Eine suchttherapeutische Maßnahme, eine Psychotherapie oder ein fachlicher Beratungsprozess haben die persönlichen Voraussetzungen für eine stabile Abstinenz von bereits ausreichender Dauer geschaffen.

Kriterium
D 2.4 N

1. Es finden sich in der Untersuchung keine Hinweise auf fortbestehenden Drogenkonsum.

2. Der Klient hat eine spezifisch suchttherapeutische Maßnahme absolviert und kann dies durch eine entsprechende Bescheinigung belegen.

3. Der Klient hat bei einer Drogenberatungsstelle oder innerhalb einer psychotherapeutischen Maßnahme die persönlichen Ursachen für seinen Drogenmissbrauch aufgearbeitet.

4. Der Klient lebt i. d. R. bereits seit einem Jahr nach Abschluss der durchgeführten Maßnahme drogenabstinent.

5. Hatte sich der Klient bereits vor und während einer ambulanten Maßnahme über einen längeren Zeitraum (mind. $^{1}/_{2}$ Jahr) zum Drogenverzicht entschlossen, beträgt der Zeitraum des Drogenverzichts nach Abschluss der Maßnahme i. d. R. noch $^{1}/_{2}$ Jahr. Der letzte Drogenkonsum überhaupt liegt länger als ein Jahr zurück.

6. Der Klient kann den i. d. R. einjährigen Drogenverzicht durch geeignete polytoxikologische Urin- oder Haaruntersuchungen belegen.

7. Der Klient kann die für ihn mit dem Drogenverzicht verbundenen Entscheidungs- und Umorientierungsprozesse nachvollziehbar darstellen.

8. Die nach bereits ausreichend langer und belegter Abstinenz noch feststellbaren (Rest-)Einstellungs- und Aufarbeitungsmängel sind nicht so weit ausgeprägt, dass sie nicht zumindest durch die Teilnahme an einem Kurs zur Wiederherstellung der Kraftfahreignung (vgl. Hypothese D 7) behoben werden können.

9. Es liegt trotz fehlender therapeutischer Unterstützung bzw. fachlicher Beratung ein nachvollziehbarer und belegter Abstinenzzeitraum von mind. 1 Jahr vor.

Es besteht eine dauerhafte und tragfähige innere Distanzierung vom Drogenkonsum. Der Klient konnte durch den Drogenverzicht neue Erfahrungen sammeln, die auch zukünftige Drogenfreiheit wahrscheinlich machen.

Kriterium
D 2.5 N

1. Der Klient kann darstellen, dass ihm die mit seinem früheren Drogenkonsum verbundenen Risiken mittlerweile bewusst geworden sind.
2. Der Klient ist in der Lage, die Motive, die früher zum Drogenkonsum geführt haben, zu erkennen und kann darlegen, warum diese jetzt nicht mehr wirksam sind.
3. Der Klient sieht seinen früheren Drogenkonsum in seinem Bedingungsgefüge nun realistisch und nimmt die positiven Wirkungen des Konsums nicht idealisiert wahr.
4. Der Klient nimmt auch die negativen Konsequenzen des früheren Drogenkonsums wahr und setzt sie in ein angemessenes Verhältnis zu der erlebten Bedürfnisbefriedigung.
5. Der Klient hat eine positive und realistische Zukunftsperspektive entwickelt und kann die Entwicklung gegenüber der Zeit des Drogenmissbrauchs plausibel erklären.
6. Der Klient zeigt eine realistische Einschätzung seiner persönlichen Entwicklungsmöglichkeiten. Die Rückfallgefahr auf Grund von zu erwartenden Frustrationen oder Resignation bei der Lebensplanung ist jetzt noch nicht absehbar.
7. Der Klient hat neue Kompetenzen entwickelt, die er ursächlich auf seine durch Drogenverzicht verbesserten körperlichen oder geistigen Fähigkeiten zurückführt.
8. Der Klient hat in der Phase der Drogenabstinenz neue Freizeitinteressen entwickelt, was er als befriedigend erlebt.
9. Der Klient macht mit der eigenen Selbstsicherheit positive Erfahrungen und weist ein verbessertes Selbstbild auf.
10. Das Selbstvertrauen und die soziale Durchsetzungsfähigkeit des Klienten sind ausreichend ausgeprägt, so dass er auch in Verführungssituationen das Angebot von Drogenkonsum ablehnen kann.

Kriterium D 2.6 N — **Eine bestehende Drogenabstinenz wird von günstigen Faktoren im Sozialverhalten und im sozialen Umfeld gestützt.**

1. Der Klient unterhält (mittlerweile wieder) Sozial- und Freizeitkontakte zu einem nicht Drogen konsumierenden Umfeld.
2. Es hat eine räumliche Distanzierung von der „Szene" (z. B. durch Umzug) stattgefunden.
3. Der Klient unterhält keine Kontakte mehr zu Personen, von denen er früher Drogen bezogen oder mit denen er Drogen konsumiert hat. Zufällige Kontakte werden schnell beendet.

4. Der Klient hat (wieder) Kontakt zu seiner Familie oder zu einem früheren Bekanntenkreis aufgenommen. Dieser Kontakt wird von ihm als hilfreich erlebt und ist nicht durch eine deutliche Vorwurfshaltung belastet.

5. Hat eine Ablösung vom Elternhaus oder einem Partner stattgefunden, so ist diese angemessen bewältigt.

6. Der Klient ist eine stabile Partnerschaft eingegangen, wobei der Partner selbst keine Alkohol- und/oder Drogenprobleme hat und auch keine „quasi-therapeutische" Beziehung mit der Gefahr einer Ko-Abhängigkeit besteht.

7. Der Klient ist (wieder) in der Lage, fremdbestimmte Verpflichtungen (in der Ausbildung, Arbeit oder Partnerschaft) ohne erhebliche Anpassungsschwierigkeiten zu akzeptieren und falls erforderlich zu erfüllen.

8. Der Klient hat, soweit erforderlich, Maßnahmen zur Regelung seiner ökonomischen Situation ergriffen. Diese haben Aussicht auf Erfolg (Schuldentilgung) und lassen keine Dauerbelastung in dem Maß befürchten, dass daraus eine Rückfallgefahr resultieren könnte.

9. Der Klient hat eine Berufsausbildung aufgenommen oder eine abgebrochene Ausbildung zu Ende geführt.

Es liegt eine Drogengefährdung ohne Anzeichen einer fortgeschrittenen Drogenproblematik vor. Ein ausreichend nachvollziehbarer Einsichtsprozess hat zu einem dauerhaften Drogenverzicht geführt.

Hypothese
D 3

Kriterien für das Vorliegen einer Drogengefährdung

Die Einstufung eines Drogenkonsums unter diese Hypothese setzt die Erfüllung der Kriterien D 3.1 *und* D 3.2 voraus. Für den Bereich des reinen Cannabiskonsums ist hier auch die in den Begutachtungs-Leitlinien zur Kraftfahrereignung und in der Anlage 4 FeV verwendete Kategorie des „regelmäßigen Konsums" einzuordnen.

Die Kriterien für eine fortgeschrittene Drogenproblematik (Hypothese 2) bzw. für eine Drogenabhängigkeit (Hypothese 1) dürfen zudem nicht erfüllt sein.

Der Klient konsumierte häufiger oder gewohnheitsmäßig ausschließlich Cannabis und/oder nur gelegentlich eine Droge mit einer höheren Suchtpotenz und Gefährlichkeit als Cannabis.

Kriterium
D 3.1 K

1. Der Klient berichtet von häufigem oder gewohnheitsmäßigem Cannabiskonsum, hat jedoch andere, dem BtMG unterliegende Stoffe höchstens probiert.
2. Der Klient konsumierte (z. B. bei Partys) gelegentlich XTC. Der Konsum war hierbei weder von Alkoholkonsum begleitet, noch wurde Cannabis zur Wirkungsreduktion benötigt.
3. Der Klient hat gelegentlich XTC, Amphetamine oder Kokain konsumiert. Der Konsum hat aber zu keinen problematischen Erlebnissen geführt (z. B. Überhitzung, Muskelkrämpfe, unangenehme Unruhe, Angstzustände). Andernfalls wurde der Konsum nicht mehr fortgesetzt.
4. Wenn häufigerer Konsum von XTC oder Amphetaminen vorlag, beschränkte sich der Konsum auf den Freizeitbereich des Klienten. Die Kriterien des Missbrauchs (vgl. D 2.1 N) waren nicht erfüllt.
5. Der Klient berichtet von einem aus seiner Alters- bzw. einer bestimmten Lebensphase ableitbaren Konsummotiv (z. B. Nachahmen aus Neugierde, Abgrenzung von der Elterngeneration).
6. Der Drogenkonsum fand abhängig von einem bestimmten sozialen Umfeld und/oder bestimmten Freizeitgewohnheiten statt.
7. Der Klient kann plausibel machen, dass sein Drogenkonsum auf Grund einer irrtümlichen, aber nachvollziehbaren, in der Szene, seiner Clique bzw. dem damaligen Umfeld verbreiteten falschen Risikokalkulation entstanden ist.
8. Der Klient hat unreflektiert vor dem Hintergrund einer vergleichbaren Haltung Gleichaltriger bzw. seines Freundes- oder Bekanntenkreises seinen Drogenkonsum zunächst nicht hinterfragt.

Kriterium D 3.2 K **Der Klient verfügte noch über die Kompetenz, auf negative Konsequenzen seines Drogenkonsums angemessen zu reagieren.**

1. Der Klient war noch in der Lage, auf negative Konsumerfahrungen (atypischer Rauschverlauf, negativ erlebter Rauschzustand) angemessen zu reagieren (z. B. durch anschließenden Verzicht auf den Konsum dieser Droge).
2. Im Rahmen von (z. B. behördlich angeordneten) Kontrollen auf fortgesetzten Konsum, bei denen der Klient über den Kontrollzeitraum und die Konsequenzen eines Drogennachweises informiert war, wurde kein Drogenkonsum nachgewiesen.
3. Nach erlebten erheblichen negativen Konsequenzen seines Drogenkonsums (z. B. deutliche negative Rückmeldungen im unmittel-

baren persönlichen Umfeld, konkrete Schwierigkeiten in der Schule bzw. am Arbeitsplatz, Entzug der Fahrerlaubnis etc.) hat der Klient diesen eingestellt oder länger ausgesetzt.

4. Es gibt keine Hinweise auf eine aktuell bestehende mangelnde Abstinenzfähigkeit (im Drogenscreening im Rahmen der Begutachtung wurde z. B. kein Konsum von Drogen nachgewiesen).

5. In der medizinischen Untersuchung sind keine Befunde zu erheben, die erkennen lassen, dass der Klient trotz der Führerscheinproblematik bis in die jüngere Vergangenheit Drogen konsumiert hat (vgl. D 1.3 N, Ind. 2).

6. Wesentliche andere Interessen und Verpflichtungen (in Schule, Beruf oder Freizeit) wurden weitgehend aufrechterhalten.

7. Es bestanden auch außerhalb der Konsumentenszene noch persönliche Kontakte, die als wichtig erlebt wurden.

Kriterien für eine angemessene Problembewältigung

Der Klient hat sich (auf der Grundlage einer Einsicht in die Risiken eines fortgesetzten Drogenkonsums) entschieden, zukünftig auf jeden Drogenkonsum – auch unabhängig vom Führen eines Kraftfahrzeuges – zu verzichten und ist ausreichend motiviert, die Abstinenz beizubehalten.

Kriterium D 3.3 K

1. Der Klient hat mittlerweile (z. B. im Zusammenhang mit behördlichen Maßnahmen) die mit seinem häufigen Cannabiskonsum verbundene Gewohnheitsbildung reflektiert und die daraus resultierenden Gefahren erkannt.

2. Es findet sich keine Tendenz zur Verharmlosung des Drogenkonsums, etwa durch bagatellisierende Vergleiche zum Alkohol oder Verknüpfungen mit einer idealisierenden Lebensauffassung oder Weltanschauung.

3. Der Klient berichtet, eine negative Erfahrung im Rauschzustand sei für ihn Anlass gewesen, seinen eigenen Drogenkonsum kritisch zu hinterfragen, die Risiken des Konsums zu erkennen und den Konsum schließlich einzustellen.

4. Der Klient schildert anschaulich und nachvollziehbar den Zeitpunkt und die Gründe für seinen Entschluss, zukünftig auf jeden Drogenkonsum zu verzichten.

5. Der Klient hat erkannt, dass es sich bei der konsumierten Droge um eine Substanz handelt, durch die die Fahrtüchtigkeit im Rauschzustand erheblich beeinträchtigt wird.

6. Der Klient hat erkannt, dass der Konsum von Drogen zu einem Rauschzustand führen kann, in dem eine ausreichende Verhaltenskontrolle – auch hinsichtlich der Entscheidung, ein Kraftfahrzeug zu führen – nicht mehr gegeben ist.

7. Der Klient hat für sich erkannt, dass er bei fortgesetztem Drogenkonsum einen problematischen Rauschzustand und damit einen Verlust der Verhaltenskontrolle nicht hinreichend sicher vermeiden kann (z. B. angesichts des für ihn nicht exakt bestimmbaren/erkennbaren Wirkstoffgehalts, der nur eingeschränkt kalkulierbaren Dosis-Wirkung-Beziehung, des zeitlichen Verlaufs der Drogenwirkung, des Risikos unkontrollierbarer Wirkungsverläufe bzw. atypischer Rauschverläufe, der hohen Abhängigkeit der Wirkung von situativen Bedingungen und der psychischen Verfassung).

8. Zuvor bestehende Fehleinschätzungen hinsichtlich des Wirkungsprofils der Droge bzw. des mit einem Konsum verbundenen Risikos bestehen nicht mehr.

9. Der Klient gibt an, vor dem Hintergrund seiner bisherigen Erfahrungen und seiner nun vorhandenen Kenntnisse negative Folgen körperlicher oder psychischer Art (z. B. Apathie, nachlassende Interessen etc.) für den Fall zu erwarten bzw. zu befürchten, dass er seinen Drogenkonsum fortsetzt.

10. Zukünftiger Drogenkonsum wird jetzt vom Klienten als unvereinbar mit seinen persönlichen Interessen und Zielen bzw. seinen Zukunftsperspektiven (Ausbildung, berufliche und private Zielsetzungen) bewertet.

11. Der Klient beschreibt von ihm als positiv erlebte Veränderungen seit Einstellung des Drogenkonsums bzw. als Folge der Loslösung von Drogen konsumierenden Bekannten (z. B. veränderte Freizeitgestaltung, vermehrte und/oder vielseitigere Interessen etc.).

Kriterium D 3.4 N — **Vor dem Hintergrund des früheren Konsummusters und der Motivation des Klienten kann der vorliegende drogenfreie Zeitraum als bereits ausreichend lang bewertet werden.**

1. Die Abstinenz beträgt zum Begutachtungszeitpunkt keinesfalls weniger als drei Monate.

2. Soweit der Drogenkonsum aber über einen langen Zeitraum stattgefunden hat (z. B. über Jahre regelmäßiger Cannabiskonsum), ist erst durch einen längeren Abstinenzzeitraum (mind. sechs Monate) eine günstige Voraussetzung für die Stabilität der Verhaltensänderung gegeben.

3. Gab es in der Vergangenheit bereits Zeiten von längerem Drogenverzicht, nach denen es jedoch erneut zu Drogenkonsum gekommen ist, gibt es jetzt nachvollziehbare Gründe für eine höhere Stabilität (z. B. längerer Abstinenzzeitraum, veränderte Bedingungen, andere Motivation).

4. Die Befundlage zeigt bei einem Inhaber der Fahrerlaubnis eine insgesamt so positive persönliche und soziale Entwicklung, dass, obwohl der erforderliche Zeitraum der Abstinenz noch nicht vorliegt, eine günstige Prognose begründet werden kann und eine geeignete Auflage zur späteren Überprüfung der günstigen Prognose (vgl. Anlage 15 FeV) zur Kontrolle des Drogenverzichts ausreichend erscheint.

(*Anmerkung:* In vielen Bundesländern ist die Verbindung einer günstigen Prognose mit einer Auflage auf Grund der Erlasslage nicht möglich.)

Es finden sich keine Hinweise auf besondere Risikofaktoren, die der Erwartung einer zukünftig drogenfreien Lebensführung entgegenstehen.

Kriterium D 3.5 K

1. Der Klient ist – ohne Hinweise auf Ambivalenzen – klar und eindeutig in seiner Haltung, zukünftig auf jeden Drogenkonsum zu verzichten.

2. Der Klient beharrt nicht auf einem Vorsatz und der behaupteten Fähigkeit, den Konsum vom Führen eines Kraftfahrzeuges ggf. sicher trennen zu können.

3. Der Klient ist in der Lage, mit nicht vorhersehbaren Verführungssituationen konstruktiv umzugehen.

4. Eine Ablösung aus dem früheren Drogen konsumierenden Umfeld hat stattgefunden.

5. Es liegen keine Hinweise vor auf eine erhöhte soziale Beeinflussbarkeit bzw. eine mangelnde Fähigkeit, mit Gruppendruck im Sinne eines Animierens zum Drogenkonsum umgehen zu können.

6. Der Klient verfügt über ausreichende Strategien, Risikosituationen von vornherein zu meiden.

7. Der Klient befindet sich in einer stabilen sozialen Situation ohne besondere Belastungen.

8. Umstände und Bedingungen, die maßgeblich zum früheren Drogenkonsum beigetragen haben, haben sich in prognostisch günstig zu bewertender Weise verändert.

Hypothese D 4

> Es liegt ausschließlich ein gelegentlicher Cannabiskonsum vor. Bei fortbestehendem Konsum wird eine Verkehrsteilnahme unter Drogeneinfluss zuverlässig vermieden.

Hypothese D 4 kommt nur zur Anwendung, wenn sich das Konsumverhalten nicht in die Hypothesen D 1 bis D 3 einordnen lässt und ausschließlich Cannabis als illegale Droge konsumiert wurde. Die Kriterien D 4.1 bis D 4.3 müssen alle erfüllt sein.

Behauptet der Klient, kein Cannabis mehr konsumieren zu wollen, so ist die Stabilität dieser Verhaltensänderung unter sinngemäßer Anwendung der Kriterien D 3.3 und D 3.5 zu bewerten. Wird der Verzicht als hinreichend stabil eingeschätzt, kann die Überprüfung der Kriterien D 4.2 und D 4.3 entfallen. Bestehen hinsichtlich der Motivation zu einem dauerhaften Drogenverzicht noch Bedenken, so ist in diesen Fällen auch zu prüfen, ob sie durch Teilnahme an einem Kurs zur Wiederherstellung der Kraftfahreignung (vgl. Hypothese D 7) ausgeräumt werden können.

Kriterium D 4.1 N Der Klient hat in der Vergangenheit und wird, falls er den Konsum nicht gänzlich eingestellt hat, mit hoher Wahrscheinlichkeit auch zukünftig ausschließlich gelegentlich Cannabisprodukte mit geringer Wirkstoffmenge konsumieren.

1. Es finden sich in der Vorgeschichte oder in den Angaben des Klienten keine Hinweise, die für eine grundsätzliche Bereitschaft sprechen, außer Cannabis auch andere Drogen zu konsumieren.

2. Wurde beim Klienten eine Haaranalyse durchgeführt, war kein Cannabis (Gesamt-THC) nachweisbar (Nachweis im Haar kann als Beleg für häufigen Konsum gewertet werden).

3. Der Klient konsumiert Cannabisprodukte nicht gleichzeitig mit Alkohol.

4. Ein Cannabiskonsum findet nicht regelmäßig (mehrfach wöchentlich) oder gewohnheitsmäßig statt.

5. Pro Konsum werden vom Klienten nicht mehr als 0,25–0,5 g Haschisch oder 1–2 g Marihuana verbraucht.

6. Der Klient hat keine so großen Mengen Haschisch erworben, dass von einer Vorratshaltung für einen regelmäßigen Konsum ausgegangen werden muss (> 5 g Haschisch).

7. Es liegt kein Nachweis von so hohen THC-COOH-Konzentrationen im Blut vor, dass von der Bildung eines erheblichen Depots ausgegangen werden muss. Davon ist bei einer THC-Karbonsäure-Konzentration von 75 ng/ml regelmäßig auszugehen.
8. Der Klient betreibt keinen Eigenanbau von Hanfprodukten mit hohem THC-Wirkstoffgehalt (ausgenommen landwirtschaftlicher Anbau von Nutzhanf).
9. Der Klient berichtet nicht von einem Nachlassen der Wirkung oder einer allmählichen Steigerung der Konsummenge.
10. Der Klient hat noch nie atypische Rauschverläufe erlebt.
11. Der Klient ist nicht in einer Drogenszene verhaftet.
12. Der Klient bagatellisiert die Gefahren von Cannabis nicht gegenüber den Risiken von Alkoholkonsum im Sinne der eigentlich harmloseren Freizeitdroge.
13. Der Klient verfügt neben dem Haschischkonsum noch über andere, für ihn wichtigere Freizeitinteressen oder Lebensziele.

Der Klient verfügt über insoweit ausreichende Kenntnisse der qualitativen Unterschiede verschiedener Cannabisprodukte und des Wirkungsverlaufs der von ihm konsumierten Droge, dass eine zuverlässige Trennung von Konsum und Fahren gewährleistet ist. Er ist sich der besonderen Risiken von Cannabiskonsum für die Verkehrsteilnahme (mittlerweile) bewusst.

Kriterium D 4.2 N

1. Der Klient verfügt über hinreichende Informationen über die Qualitätsunterschiede (Wirkstoffkonzentrationen) der von ihm konsumierten Cannabisprodukte oder sieht zumindest die Unkalkulierbarkeit der Wirkstoffmenge realistisch und leitet daraus Konsequenzen für die Vorsatzbildung ab.
2. Der Klient kennt die Gefahr der verzögerten und unerwarteten Wirkungen (atypische Verläufe) nach dem Cannabiskonsum.
3. Der Klient berücksichtigt die wesentlichen spezifischen Risiken der Cannabisauswirkungen auf die Fahrtüchtigkeit.
4. Der Klient ist sich der besonderen Risiken von gleichzeitigem Cannabis- und Alkoholkonsum für den Straßenverkehr bewusst.
5. Der Klient nimmt Cannabis nicht zu Zeiten ein, in denen er unter der Wirkung oder Nachwirkung psychoaktiver Medikamente steht.
6. Der Klient kennt den prinzipiellen Unterschied zwischen dem Stoffwechsel von Alkohol und THC, insbesondere die schwer kalkulierbare Abbauphase betreffend.

Kriterium D 4.3 N — Der Klient hat plausible Vorsätze zu einer Verkehrsteilnahme ohne THC-Einfluss gefasst und verfügt über eine so gute Selbstkontrolle und Selbstbehauptung, dass er sie auch umsetzen kann.

1. Der Klient trifft Vorsorge, damit er auch in der Phase nach Abklingen des subjektiven Rausches kein Fahrzeug mehr führt (Einflussdauer bis 10 Stunden nach dem Konsum).
2. Der Klient verfügt über eine hohe Selbstsicherheit und Durchsetzungsfähigkeit, so dass nicht zu befürchten ist, dass er einem Gruppendruck unterliegt.
3. Die Verhaltensplanung des Klienten bzgl. seines Cannabiskonsums ist realistisch, widerspruchsfrei und nachvollziehbar.
4. Das Konsumsetting ist hinsichtlich Zeitpunkt, Örtlichkeit und Verkehrsanbindung so gestaltet, dass der Gebrauch eines Kfz unwahrscheinlich ist.
5. Auf ungünstige Veränderung der geplanten Bedingungen (z. B. Mitfahrgelegenheit ist unsicher geworden) reagiert der Klient grundsätzlich durch Drogenverzicht.
6. Der Klient orientiert sein Verhalten erkennbar an den Sicherheitsinteressen anderer Verkehrsteilnehmer.

Hypothese D 5

Es liegen im Zusammenhang mit früherem Drogenkonsum keine organischen, psychiatrischen und/oder Anpassungsstörungen vor, die die Fahreignung ausschließen.

Kriterium D 5.1 N — Psychiatrisch relevante Symptome/Erkrankungen, die im Zusammenhang mit dem früheren Drogenkonsums stehen (können), sind nicht zu diagnostizieren bzw. hinreichend stabil ausgeheilt.

1. Eine ambulante oder stationäre Behandlung wegen psychiatrisch relevanter Störungen hat nie stattgefunden (wenn doch, s. 7. und 8.).
2. Der Klient nimmt aktuell keine Psychopharmaka ein.
3. Eine Therapie mit Psychopharmaka hat nie stattgefunden; sie wurde ärztlicherseits auch nicht für notwendig gehalten (wenn doch, s. 7. und 8.).
4. Akutpsychotische Ereignisse oder chronische Psychosen sind im Zusammenhang mit Drogenkonsum nicht aufgetreten (wenn doch, s. 7. und 8.).
5. Eigengesetzlich ablaufende persistierende Psychosen ohne weitere Drogeneinnahme sind nicht aufgetreten (wenn doch, s. 7.).

6. Es wird nicht von wahnhaften oder halluzinatorischen Erlebnisinhalten berichtet, die den Verdacht auf das Durchleben einer drogeninduzierten psychotischen Episode rechtfertigen (wenn doch, s. 8.).

7. Obwohl eine psychotische Episode in der Vergangenheit aufgetreten ist oder sich gar wiederholt hat, ist nach den Kriterien der Begutachtungs-Leitlinien zur Kraftfahrereignung eine Annahme der Fahreignung möglich.

8. Bei sicher drogeninduzierten (symptomatischen) Psychosen ist unter Abstinenzbedingungen eine einjährige Symptomfreiheit gewährleistet.

9. Es besteht kein Verdacht auf das Vorliegen eines hirnorganischen Psychosyndroms (HOPS).

   (1) Es liegen diagnostische Hinweise auf ein HOPS vor, wie z. B. *Kontraindikator*

   – affektive Instabilität mit ausgeprägtem Wechsel von normaler Stimmung zu Depression, Reizbarkeit oder Angst
   – wiederholte Aggressions- oder Wutausbrüche, die in krassem Widerspruch zu vorausgehenden sozialen Belastungsfaktoren stehen
   – ausgeprägte Beeinträchtigungen des sozialen Urteilsvermögens (z. B. sexuelle Indiskretionen)
   – ausgeprägte Apathie und Gleichgültigkeit
   – Argwohn und paranoide Vorstellungen (DSM-III-R).

10. Depressive Symptome und/oder Suizidalität, induziert durch den Konsum psychotroper Substanzen, bestehen nicht.

Fahreignungsrelevante körperliche Folgeerkrankungen des früheren Drogenkonsums liegen nicht vor. *Kriterium D 5.2 N*

1. Der Allgemein- und Ernährungszustand ist zufriedenstellend.

2. Es ist bei früher vorhandenen drogenbedingten körperlichen Schäden zu einer Verbesserung des Allgemein- und Ernährungszustandes gekommen.

3. Stoffwechselerkrankungen (Diabetes mellitus, endokrine Funktionen), die drogenbedingt sein können, sind nicht bekannt oder gemäß der Begutachtungs-Leitlinien zur Kraftfahrereignung nicht relevant.

4. Infektionserkrankungen (z. B. AIDS, Hepatitis, Syphilis, Endokarditiden) verursacht durch den Gebrauch verschmutzter Kanülen zur intravenösen Injektion von Drogen wurden nicht diagnostiziert bzw. es wurde eine vollständige Heilung erreicht.

5. Kardiale Störungen (z. B. Herzrhythmusstörungen, Zustand nach Myokardinfarkt) durch Kokainmissbrauch bestehen nicht bzw. wirken sich nicht auf die Fahreignung aus.

6. Cerebrale Krampfanfälle sind im Zusammenhang mit dem Drogenmissbrauch nicht aufgetreten.

Kriterium D 5.3 N **Störungen der Einstellung und der Anpassungsfähigkeit durch psychische Fehlentwicklungen als mögliche Folge des früheren Drogenkonsums oder Persönlichkeitsstörungen liegen nicht vor.**

1. Störungen des Sozialverhaltens, die auf den Konsum psychotroper Substanzen zurückgeführt werden können, liegen nicht (mehr) vor.

Kontraindikator
(1) Im Jugendalter aufgetretene Störungen haben die Entwicklung der Fähigkeit zur Übernahme sozialer Verantwortung verhindert.

2. Der Stand der Persönlichkeitsentwicklung ist altersentsprechend. Er stagniert nicht mehr bzw. schreitet fort. Es können ausreichende Unterschiede zwischen dem Entwicklungsstand zu Beginn der Therapie und/oder Abstinenz und dem gegenwärtigen Entwicklungsstand nachvollziehbar aufgezeigt werden (z. B. vermehrte Selbstakzeptanz, befriedigende Sozialkontakte, höhere Belastbarkeit).

3. Der Klient ist in der Lage, als erwachsenes Mitglied der Sozialgemeinschaft eigenverantwortlich sein Leben zu organisieren und seine Möglichkeiten und Grenzen realistisch einzuschätzen.

4. Der Klient lebt nicht in einer altersunangemessenen und auffälligen Abhängigkeit vom Elternhaus.

5. Dem Klienten ist eine volle Übernahme der Eigenverantwortlichkeit möglich. Er benötigt z. B. nicht die Unterstützung einer therapeutischen Umgebung zur Lebensführung.

6. Soziale Anpassungsstörungen oder gar eine antisoziale Persönlichkeitsstörung haben nicht zum früheren Drogenkonsum disponiert. Andernfalls sind sie zwischenzeitlich überwunden.

Es bestehen nach früherem Drogenkonsum keine verkehrsrelevanten Beeinträchtigungen der geistigen und/oder psychisch-funktionalen Voraussetzungen.	**Hypothese D 6**

Bei der gegebenen intellektuellen und psychisch-funktionalen Ausstattung ist ein verkehrsgerechtes Verhalten möglich.	**Kriterium D 6.1 N**

1. Bei der Überprüfung der verkehrsrelevanten Leistungsbereiche zeigen sich keine gravierenden Minderleistungen. Sie genügen den in den Kriterien AV 8.1 N bis AV 8.3 N aufgestellten Anforderungen.

2. Bei der Testdurchführung ist die Leistungsmotivation ausreichend. Hinweise auf eine drogenbedingte Antriebsstörung fehlen.

3. Das aktuell ermittelte Leistungsbild ist stabil, und es gibt keine Hinweise auf starke Schwankungen der Leistungsfähigkeit oder -bereitschaft.

4. Der frühere Drogenkonsum liegt so lange zurück, dass eine plötzliche akute Beeinträchtigung der Leistungsfähigkeit auf Grund von Echo-Phänomenen nicht zu befürchten ist.

Eigene Leistungsmöglichkeiten werden realistisch eingeschätzt. Eine erhöhte Risikobereitschaft oder Neigung zum Aufsuchen riskanter Grenzsituationen ist nicht feststellbar.	**Kriterium D 6.2 N**

1. Das Bewusstsein überdurchschnittlicher Leistungsfähigkeit ist realitätsgerecht und führt nicht zur Selbstüberschätzung und zum Hinwegsetzen über Gefahren reduzierende Verkehrsregeln.

2. Leistungseinschränkungen können realistisch wahrgenommen werden, und die Notwendigkeit der Kompensation durch defensive und vorausschauende Fahrweise wird gesehen.

3. Das Autofahren wird nicht zur Reduktion psychischer Spannungen missbraucht.

4. Eine angepasste Fahrweise und anforderungsgerechte Leistung wird durch emotionelle Ausgeglichenheit ohne depressive oder euphorische Stimmungslagen begünstigt.

Hypothese D 7

> Die festgestellten Defizite des Klienten sind durch einen Kurs zur Wiederherstellung der Fahreignung nach § 70 FeV für drogenauffällige Kraftfahrer genügend beeinflussbar.

Kriterium D 7.1 N Das problematische Verhalten des Klienten wird durch eine der Rehabilitationsmaßnahmen angesprochen und kann in ausreichendem Maße positiv beeinflusst werden.

1. Der Ausprägungsgrad und die Schwere der verbleibenden Restbedenken lässt erwarten, dass die Problematik in einem Kurs zur Wiederherstellung der Fahreignung aufgearbeitet werden kann.

2. Bei einem drogenauffälligen Klienten fehlen Hinweise auf erhebliche *generelle* Fehleinstellungen oder Verhaltensprobleme, die als *un*abhängig von einer Drogenproblematik anzusehen sind.

Kontraindikatoren
   (1) Der Klient hat neben der Drogenauffälligkeit erhebliche bzw. mehrere verkehrsrechtliche Verstöße und/oder allgemeinrechtliche Delikte begangen.

   (2) Der Klient zeigt weiterhin psychische Auffälligkeiten, die auch dem Fehlverhalten im Straßenverkehr oder dem Drogenmissbrauch zu Grunde lagen (z. B. schwere Selbstwertproblematik oder erhebliche neurotische Fehlhaltungen).

3. Bei einem verkehrsauffälligen Klienten sind keine weiteren eignungsrelevanten Auffälligkeiten bekannt.

Kontraindikatoren
   (1) Der Klient bietet Hinweise auf zusätzlichen Alkoholmissbrauch bzw. allgemeinrechtliche Delikte.

   (2) Der Klient zeigt psychische Auffälligkeiten, die dem Fehlverhalten im Straßenverkehr zu Grunde liegen (z. B. Depressionen, erhebliche neurotische Fehlhaltungen, Persönlichkeitsstörungen) und nicht im Rahmen eines zeitlich begrenzten Kurses aufgearbeitet werden können.

4. Bei einem Klienten mit gemischter Auffälligkeit (Drogendelikte, Verkehrsdelikte mit und ohne Alkohol) und mehrfacher Fragestellung können eine oder mehrere der Fragen bereits jetzt positiv beantwortet werden, so dass sich die verbleibenden Defizite in einem Kurs zur Wiederherstellung der Fahreignung für Drogenauffällige beseitigen lassen.

5. Der Klient ist nach Teilnahme an einem Kurs zur Wiederherstellung der Fahreignung oder einer vergleichbaren Maßnahme noch

nie erneut einschlägig auffällig geworden, so dass der Erfolg eines derartigen Kurses in Zweifel zu ziehen wäre.

6. Die verbleibenden Defizite betreffen im Wesentlichen nicht die für die Problematik geforderten Stabilisierungszeiträume.

7. Das im Rahmen des Kurses zur Wiederherstellung der Fahrerlaubnis durchzuführende Drogenscreening kann als ausreichender, abschließender Abstinenzbeleg gewertet werden (vgl. auch D 7.4 N, Ind. 2).

Der Klient verfügt über eine ausreichende Fähigkeit zur Selbstreflexion und ein ausreichendes Durchsetzungsvermögen, um eine genügend weitgehende und stabile Änderung in dem problematischen Verhaltensbereich einleiten und aufrechterhalten zu können.   Kriterium D 7.2 N

1. Der Klient zeigt zumindest Ansätze, das eigene problematische Verhalten im Zusammenhang mit dem Drogenkonsum ausreichend zu identifizieren und ist zu einer Veränderung Rückfall begünstigender Einstellungen und Gewohnheiten bereit.

   (1) Der Klient schildert die Umstände seines Drogenkonsums auch nach gezielter Nachfrage unklar, pauschal, wenig konkret und bleibt dabei erkennbar unter seinen sprachlichen Möglichkeiten.   *Kontraindikatoren*

   (2) Der Klient kann sich an Details seiner Verstöße nicht erinnern, obwohl sie gravierend waren und/oder erst kurze Zeit zurückliegen.

   (3) Der Klient hält seine bisherigen Einstellungen und Gewohnheiten für angemessen und denkt, er habe nur die von ihm jetzt als abschreckend erlebten Folgen eines Rechtskonflikts nicht realisiert.

2. Der Klient zeigt zumindest Ansätze zu einer selbstexplorativen Auseinandersetzung mit der dem Drogenkonsum zu Grunde liegenden Problematik.

   (1) Der Klient ist auch nach gezielter Nachfrage nicht imstande, seine Gedanken (Hypothesen über das zu erwartende Verhalten anderer, Handlungspläne) und Gefühle in problematischen Situationen (z. B. bei den Rechtsverstößen) auch nur grob, ggf. stichwortartig, zu beschreiben.   *Kontraindikatoren*

   (2) Der Klient argumentiert im Wesentlichen mit Gruppenzwängen oder der „Problematik", in manchen Situationen Nein zu sagen („Da kann man sich nicht ausschließen …").

3. Der Klient bewertet das problematische Verhalten – anders als bisher – nun hinsichtlich seines Gefährdungspotenzials realistisch.

Kontraindikatoren

(1) Der Klient ist auch bei entsprechender Rückmeldung durch den Gutachter nicht in der Lage, die (längerfristigen) Nachteile der bisher problematischen Verhaltensweisen zu sehen und die Vorteile des Drogenverzichts zu erkennen.

(2) Der Klient geht davon aus, dass „andere" oder „die meisten" seiner Altersgruppe die gleichen Fehler machen (Drogen konsumieren und fahren, o. Ä.).

Kriterium D 7.3 N **Die geistigen, insbesondere die kommunikativen Voraussetzungen des Klienten lassen das erfolgreiche Absolvieren eines Rehabilitationskurses erwarten.**

1. Der Klient ist in der Lage, einfache selbstreflexive Gedanken zu seinem Verhalten sowie zu den wesentlichen Bedingungen (Auslöser und Folgen des Verhaltens) zu artikulieren.

2. Es ist zu erwarten, dass der Klient die wesentlichen Gesprächsinhalte des Kurses verstehen kann, auch wenn kommunikative Erschwernisse wie Durcheinanderreden, leises Sprechen, Dialekte oder Artikulationsprobleme anderer Kursteilnehmer berücksichtigt werden.

3. Der Klient hat mit der sprachlichen Verständigung in der Exploration keine oder allenfalls geringe Schwierigkeiten.

Kontraindikator

(1) Der Klient versteht Fragen oder Erklärungen häufig nicht; auch bei einfachen Formulierungen kommt es zu Unsicherheiten, ob richtig verstanden wurde.

4. Der Klient weist keine erkennbaren Probleme dabei auf, den Rückmeldungen des Gutachters zuzuhören und sich auf die Gedankengänge seines Gegenübers einzustellen.

Kontraindikator

(1) Der Klient ist in seinen Äußerungen sehr redundant, klebt an einem Thema oder präsentiert ein „fertiges Weltbild" (dem Klienten erscheint nichts unklar oder überlegenswert).

Kriterium D 7.4 N **Der drogenauffällige Klient hat nach den erlebten negativen Konsequenzen des Drogenkonsumverhaltens Verhaltensänderungen vollzogen, insbesondere den Drogenkonsum eingestellt. Er ist zumindest grundsätzlich motiviert, den Drogenverzicht dauerhaft aufrechtzuerhalten.**

1. Der Klient hat seinen Drogenkonsum auf Grund seiner Erfahrungen mit den nachteiligen Konsequenzen (z.B. rechtliche oder soziale Folgen, Fahrerlaubnisproblematik) eingestellt.

2. Die ggf. erforderlichen Abstinenzzeiträume (belegt durch geeignete Drogenscreenings) sind zum Zeitpunkt der Begutachtung bereits erfüllt oder ausstehende Belege können bis zur Erteilung der Fahrerlaubnis (also bis zum Kursende) beigebracht werden.
3. Der Klient hat zumindest ansatzweise eine „Neuorganisation" im Umgang mit drogenspezifischen Bereichen und Gruppen in Angriff genommen (Abbruch von Kontakten zu Drogencliquen und entsprechenden Örtlichkeiten) oder hält eine solche Verhaltensänderung zumindest für erforderlich.
4. Der Klient äußert konkrete Vorsätze, in den verbleibenden problematischen Verhaltensbereichen etwas zu verändern und verharrt trotz intensivem Nachfragen nicht in pauschalen Zielformulierungen.

7 Auswahl von Untersuchungsmitteln und Interpretation der Befunde

In diesem Kapitel sollen die bei der Begutachtung eingesetzten standardisierten Methoden näher beschrieben, auf ihre Eignung für die Beantwortung bestimmter Fragestellungen hin bewertet und die Interpretation der damit gewonnenen Befunde erleichtert werden. Bisher ist nur der Abschnitt „7.1 Chemisch-toxikologische Analysen" erstellt worden. Er basiert auf einer Ausarbeitung von Herrn Prof. Dr. Rolf ADERJAN für Kapitel 3.12, Abschnitt 3.1 des Kommentars zu den Begutachtungs-Leitlinien zur Kraftfahrereignung (SCHUBERT et al., 2002). Weitere Abschnitte, etwa zum Einsatz objektiver Leistungstests, werden folgen, wobei auch hier auf die entsprechenden Ausführungen im Kommentar zu den Begutachtungs-Leitlinien zur Kraftfahrereignung verwiesen werden kann.

7.1 Chemisch-toxikologische Analysen

Die chemisch-toxikologische Analyse ist ein zentrales Hilfsmittel im Rahmen der Begutachtung von Personen, die durch Drogen- oder Medikamentenmissbauch aufgefallen sind. Sie kann hier einen Beitrag zur Beantwortung verschiedener Untersuchungshypothesen leisten. Zu nennen sind im Wesentlichen

– Aufdeckung und Klärung von Widersprüchlichkeiten zwischen Klientenangaben und Aktenbefunden (vgl. Kriterien 0.4 N und 0.5 N)
– Überprüfung von Abstinenzzeiträumen (vgl. Kriterien D 1.3 N, D 2.4 N und D 3.3 K)
– Überprüfung der Drogen-/Medikamentenfreiheit am Untersuchungstag (vgl. Kriterium D 1.3 N)
– Ausschluss drogenbedingter Einflüsse auf das Leistungsvermögen bei der Überprüfung im Rahmen der Begutachtung (vgl. Kriterium D 6.1 N).

Bei der Fahreignungsbegutachtung selbst muss demnach geeignetes Untersuchungsmaterial auf die unmittelbare Anwesenheit bzw. auf Rückstände von legalen wie illegalen Rauschmitteln oder psychoaktiven Stoffen geprüft werden. Aber auch die Bewertung vorgelegter Befunde, Berichte und Gutachten muss auf ihre Aussagekraft und Verwertbarkeit hin geprüft werden. Dies soll durch die im Folgenden beschriebenen Standards erleichtert werden.

Für die Anforderungen an die gerichtsverwertbare chemisch-toxikologische Untersuchung gelten die Richtlinien der Gesellschaft für toxikologische und forensische Chemie (1998, 2000, 2002), deren Einhaltung durch das Analyselabor bestätigt werden muss.

Als zugängliches und zu untersuchendes Analysenmaterial kommen grundsätzlich Blut, Urin, Haare, Speichel und Abstriche des Hautschweißes in Betracht. Welche Rolle diese Untersuchungsmaterialien spielen, hängt wesentlich von der untersuchten Fragestellung, den daran geknüpften Anforderungen an die Sensibilität und Spezifität des Nachweises und der Dauer der Nachweisbarkeit bestimmter Substanzen ab.

7.1.1 Nachweisbarkeit von Drogen im Blut

Im Blut steigt die Konzentration eines Stoffes entsprechend der Aufnahmeart mehr oder minder rasch an und nimmt entsprechend der Intensität der Eliminationsvorgänge wieder ab. Solange die Stoffwechselfunktionen nicht ganz ausgelastet (gesättigt) sind, wird bei höherem Stoffangebot auch mehr abgebaut, die Vorgänge sind also konzentrationsabhängig. In der Praxis sind Einzelstoffe mit geringen Blutkonzentrationen nach etwa 7–8 und höher konzentrierte etwa nach 8–10 Halbwertszeiten nicht mehr analytisch zu erfassen. Etwas zeitversetzt gilt dies auch für die jeweils gebildeten Stoffwechselprodukte.

Vorteil der Blutprobe ist, dass sie weitgehend verfälschungssicher ist. Ein Nachteil besteht hingegen darin, dass die Nachweisbarkeitsdauer der Drogensubstanzen im Blut etwa um die Hälfte bis ein Drittel kürzer ist als im Urin. Sie eignet sich daher im Wesentlichen zur Aufdeckung einer aktuellen Beeinflussung und spielt somit vorrangig für das Straf- bzw. Ordnungswidrigkeitenrecht im Hinblick auf eine Drogenwirkung zu einem Tatzeitpunkt eine große Rolle.

Weil Cannabis bei der Fahreignungsbegutachtung eine Sonderrolle einnimmt, gibt es im Bereich der Diagnostik Ansätze, aus der quantitativen Bestimmung von THC-Metaboliten im Blut Rückschlüsse auf das Konsummuster von Cannabiskonsumenten zu ziehen (DALDRUP et al., 2000, ADERJAN 1998, 2003). Während der Wirkstoff THC nach Aufnahme einer Einzelwirkdosis nur circa 4–6 Stunden (je nach Aufnahmemenge und Konsumform) im Blut nachweisbar ist, kann die THC-Carbonsäure (THC-COOH) als nicht psychoaktiv wirksamer Metabolit über einen längeren, mehrere Tage umfassenden Zeitraum nachweisbar sein. Das von DALDRUP vorgeschlagene und zunächst im Land Nordrhein-Westfalen eingeführte Verfahren, bei Cannabisauffälligen innerhalb von acht Tagen in einem Rechtsmedizinischen

Institut THC und Metaboliten (THC-COOH) nachweisen zu lassen[9], beruht auf einem Plausibilitätsschluss und einigen Veröffentlichungen. Empirisch konnte es noch nicht weiter überprüft werden. Wenn ein mehrtägiger Einbestellzeitraum für die Blutentnahme zugelassen ist, werden Einzelpersonen, welche die Rückstände relativ rasch eliminieren, begünstigt, da man sie nicht mehr als Konsumenten erfassen kann.

Tabelle 1: Drogennachweis im Blut

Substanzen im Blut	Nachweisbarkeitsdauer* seit letztem Konsum
THC und Metabolite (ADERJAN, 1998) (ITEN, 1994)	THC im Serum nach Einzelkonsum: 4–6 Stunden (in Fällen regelmäßigen oder wiederholten Konsums gelegentlich auch über 24 Stunden)
	Bei aktuellem Konsum auch der Metabolit 11-OH-THC zusätzlich zur THCCOOH: Abhängig von Konsumpraxis und Metabolismus mehrere Tage (1–>5 Tage)
Opiate (siehe auch ITEN, 1995)	Heroin: Minuten
	Morphin: 3–10 Stunden, nach höchstdosiertem Heroin auch bis zu 20 Stunden (und mehr)
	6-MAM: Minuten bis zu 2 Stunden
	Codein: 24 Stunden
	Dihydrocodein: 8–10 Stunden
Kokain (siehe auch BOGUSZ, 1991)	Bei intranasaler Applikation: ca. 2–8 Stunden
	Crack: ca. 20 Minuten bis 1 Stunde
	Benzoylecgonin: > 48 Stunden

* Die Nachweisbarkeitsdauer ist dosisabhängig und kann bei Dauerkonsum ansteigen. Als Faustregel kann gelten, dass Substanzen und ihre Metaboliten im Blut bei der Mehrzahl der Konsumenten nach etwa 7–8 Halbwertszeiten so weit abgebaut sind, dass die Konzentrationen die Nachweisgrenzen unterschreiten.

7.1.2 Nachweisbarkeit von Drogen im Urin

Die Filtrations- und Konzentrationsvorgänge der Drogenrückstände aus dem Blut in den Urin verlaufen abhängig von der Größe der Moleküle bei verschiedenen Stoffen unterschiedlich schnell ab. Wasserlösliche Arznei- und Suchtstoffe gelangen über den Primärharn leichter in den Urin als etwa an Eiweiße gebundene, lipophile Stoffe. In Abhängigkeit von den Eliminationshalbwertszeiten kann durch

---

9 Gemäß Erlass des Ministeriums für Wirtschaft und Mittelstand, Technologie und Verkehr, Nordrhein-Westfalen, vom 10.6.1999, Az. 632-21-03/2.1

den Nachweis von Drogensubstanzen im Urin gegenüber dem Blut ein substanzabhängig unterschiedlich langer Zeitraum überblickt werden. Die Nachweisbarkeitsdauer einiger relevanter Substanzen ist in Tabelle 2 zusammengestellt. Bei der Interpretation ist zu berücksichtigen, dass die Dauer eines möglichen Substanznachweises nicht unerheblich von der Empfindlichkeit der verwendeten Analysemethode und den vom Labor definierten Nachweisgrenzen (cut-off-Werte) abhängt. Deshalb dürfen nur Labors beauftragt werden, die die jeweils vom Akkreditierer geforderten Nachweismethoden und Nachweisgrenzen einhalten.

Tabelle 2: Drogennachweis im Urin

Substanzen im Urin	Nachweisbarkeitsdauer* seit letztem Konsum
THC und Metabolite (siehe auch ADERJAN, 1998)	Hauptmetabolit THC-COOH-Glucuronid: Bei Probierkonsum ca. 2–3 Tage Bei vereinzeltem/gelegentlichem Konsum: 2–4 Tage Bei Konsum mehrmals wöchentlich: ca. 5–14 Tage Bei Dauerkonsumenten: 2–6 Wochen
Opiate (siehe auch ITEN, 1995)	Heroin: Ausscheidung als konjugiertes Morphin: Dosisabhängig ca. 2–4 Tage 6-MAM: Im Urin nur wenige Stunden, je nach Blasenentleerung maximal etwa bis zu 10 Stunden nachweisbar Freies Morphin: 1–2 Tage Konjugiertes Codein: 2–3 Tage
Kokain (siehe auch BOGUSZ, 1991)	Benzoylecgonin: Dosisabhängig 2–3 Tage Ecgoninmethylester: Bis 2 Tage Unverändertes Kokain: Dosisabh. bis 12 Stunden
Amphetamine (siehe GESCHWINDE, 1999)	Verschiedene Wirkstoffe: Abhängig vom pH-Wert des Urins und von der Dosis 1–3 Tage

* Die Nachweisbarkeitsdauer ist dosisabhängig und kann bei Dauerkonsum ansteigen. Sie hängt auch von der Entleerungsfrequenz der Harnblase ab. Als Faustregel kann gelten, dass Substanzen, meist in Form ihrer Metabolite, bei der Mehrzahl der Konsumenten nach etwa 8–10 Halbwertszeiten so weit ausgeschieden sind, dass die Konzentrationen die Nachweisgrenzen unterschreiten.

Für die Fahrereignungsbegutachtung eignet sich Urin als Probenmaterial besser als Blut, wenn mehrere stichprobenartige Kontrollen in einem definierten Zeitraum durchgeführt und Täuschungsversuche ausgeschlossen werden können. Soll es mit Hilfe dieser Kontrollen möglich sein, ein drogenfreies Intervall mit ausreichender Sicherheit zu belegen, so sind an das Verfahren einige Bedingungen zu stellen (vgl. auch LÖHR-SCHWAAB, 1995)

- Definition des Kontrollzeitraums mit Sicherung der Verfügbarkeit des Klienten
- kurzes Zeitintervall zwischen Einbestellung und verzögerungsfreier Abgabe der Urinprobe, das einen Tag (nach Anruf oder Posteingang) nicht überschreiten darf
- direkte und eingehende Überwachung der Urinabgabe zur Verhinderung von Manipulationen (Urinkontrolle unter direkter Sicht des Urinierens, ggf. ergänzt um die Kontrolle der Temperatur, des pH-Wertes und der Dichte des Urins)
- geeignete Bestimmung des Kreatinins zur Überprüfung einer internen Verdünnung der Urinprobe (Verwertbarkeit, Ausschluss von Manipulation)
- Identitätssicherung und verwechslungsfreie Kennzeichnung der Urinproben
- toxikologische Analytik mit ausreichend sensitiven, ggf. immunologischen Screeningverfahren bzw. Übersichtsanalysen und bei analytischen Hinweisen auf Suchtstoffaufnahme ein sich möglichst unmittelbar anschließender *sicherer* Nachweis
- polytoxikologische Analyse unter Einschluss relevanter Ausweichmedikamente zum Ausschluss von Ausweich- oder Mischkonsum.

Als Versuch der Probenverfälschung werden in der Praxis sowohl externe als auch interne Mittel (in vitro oder in vivo) beobachtet. Ein häufig beobachteter, mitunter schwer zu erkennender Täuschungsversuch ist die Abgabe von mitgeführtem Fremdurin oder anderer wässriger Substanzen. Extern angewendet werden aber auch Zusatzstoffe zum Urin, wie Essig, Seife, Zitronensaft, Enzyme, reaktive Chemikalien, gelb gefärbte Chromate, wasserklare Bleichmittel, Nitrite, Glutaraldehyd und auch Puder, die den Nachweis von Drogensubstanzen erschweren sollen.

Als interne Mittel werden etwa die Verdünnung der Urinprobe durch Einnahme von Diuretika, bzw. Tee, Getränken oder Wasser versucht. Zugleich sollen Kräuterkapseln und Zusätze von Vitamin-B-Komplex oder auch Kreatin zu den Getränken die Farbe bzw. das ausgeschiedene Kreatinin als Verdünnungsmarker neutralisieren. Eine Überprüfung des Urins auf Verfälschung bzw. Verdünnung muss deshalb regulärer Bestandteil einer angekündigten Urinanalyse sein. Die dazugehörigen Messgrößen sind in Tabelle 3 aufgeführt.

Tabelle 3: Messgrößen zur Prüfung auf Probenverwertbarkeit

„Präanalyt"	Normalbereiche	Verdacht auf Verfälschungsversuch	
Kreatinin	80–170 mg/dl (F) 100–190 mg/dl (M)	Verfälschung möglich Nicht verwertbar Wasser	<90–100 mg/dl <20 mg/dl <10 mg/dl
Spez. Gewicht	1.003–1.030	<1.003 *und* Kreatinin	<20 mg/dl
pH-Wert	4.6–8.0	<4.0 oder >9.0	
Nitrite (farblos)	Bakterien bis ca. 125 µg/ml	>500 µg/ml	
Chromate (gelb)	–	>100 µg/ml	

Niedrige Kreatininwerte können allerdings bei schlanken Personen, die besondere Ernährungsgewohnheiten aufweisen, auch ohne Täuschungsversuch auftreten.

7.1.3 Nachweisbarkeit von Drogen in Haaren

Das Blut durchströmt auch die Haare bildenden Zellen, die Papillen. Deshalb können in dem im Mittel mit 1,1 cm pro Monat wachsenden Kopfhaar entsprechend dem Ausmaß des Konsums auch diejenigen Drogensubstanzen gefunden werden, die im Blut zirkulierten. Sie werden in das sich bildende Haar eingelagert und wachsen mit ihm heraus. Drogenhaltige Haarabschnitte erreichen in der Regel nach 1–4 Tagen die Oberfläche der Kopfhaut. In die Haare werden bevorzugt unveränderte Muttersubstanzen und die ihnen noch nahe stehenden Metabolite von Alkaloiden und stickstoffhaltigen Drogenstoffen eingelagert, in die dunklen Pigmentkörper der Haare mehr als in die hellen (Cannabisinhaltsstoffe sind keine Alkaloide und werden in ein Haar integriert). Daher sind die Haarfarbe, der Pigmentgehalt, die Haarstärke, aber auch die intakte Struktur der Haare bzw. die Länge und die Dauer, während der sie umwelt- oder haarkosmetischen Einflüssen ausgesetzt waren, für den Gehalt an Drogenrückständen von Bedeutung. Die Frage, ab welcher Konsumfrequenz und Intensität diese individuell in Haaren sicher nachweisbar werden, ist deshalb nicht ausreichend zu beantworten. Es gibt für Haare praktisch kein Referenzmaterial mit zuvor bekanntem Gehalt an Drogenstoffen. Dies erschwert die Zuordnung einer gefundenen Konzentration zu einem bestimmten Konsummuster erheblich.

Auch beim Drogennachweis aus Haaren gilt es, einige Besonderheiten zu beachten. Als brauchbares Probenmaterial dient ein unmittelbar über der Kopfhaut im Bereich des Hinterhaupthöckers abgeschnittenes Haarbündel von etwa der Stärke eines Bleistiftes. Die einzelnen Haare sollen vor dem Abschneiden, je nach Länge des Strangs ein oder mehrfach, mit einem Bindfaden gegen Verschiebung gesichert, danach z. B. in Aluminiumfolie verpackt und verwechslungssicher gekennzeichnet werden.

Der Drogennachweis wird mit Hilfe der Massenspektrometrie nach chromatographischer Trennung der Einzelsubstanzen geführt. Die Nachweisgrenze sollte beim Drogennachweis mindestens 0,5 Nanogramm (10^{-9} Gramm) pro Milligramm Haar betragen. Bei Cannabis (Tetrahydrocannabinol) sollen 0,1 Nanogramm pro Milligramm erreicht werden und falls sein Metabolit THC-COOH nachgewiesen wird, sogar bis zu 0,1 Picogramm (10^{-12} Gramm) pro Milligramm Haar. Typischerweise reichen die feststellbaren Konzentrationen von intern in Haare eingebauten Drogen oder Arzneistoffen von der Nachweisgrenze bis in den Bereich von einigen Nanogramm/Milligramm Probenmaterial.

Der gerichtsverwertbare Substanznachweis im Haar birgt, bezogen auf die verschiedenen Stoffe, unterschiedliche Schwierigkeitsgrade und sollte nur von forensischen Toxikologen mit ausreichender Erfahrung und entsprechendem Qualitätsmanagement durchgeführt werden.

Bewertungsfragen bei der Haaranalyse

Haarlänge und Abschnitte. Auf den ersten Blick sollte die toxikologische Analyse des Haares in Abhängigkeit von der vorhandenen Haarlänge einen Überblick über einen längeren zurückliegenden Zeitraum ermöglichen und erscheint für die Fahrereignungsbeurteilung vom theoretischen Ansatz her ideal. So wäre etwa ein Haarsegment von 6–9 cm Länge ausreichend, um einen Abstinenzzeitraum von einem Jahr zu dokumentieren. Der Versuch einer genauen zeitlichen Zuordnung bei retrograder Beurteilung und einer angenommenen *durchschnittlichen* Wachstumsgeschwindigkeit von 1,1 cm pro Monat wird jedoch erheblich dadurch eingeschränkt, dass Haare nach der Wachstumsphase noch als Kolbenhaare einige Zeit in der Kopfhaut bleiben, bevor sie ausfallen. Im retrospektiv untersuchten Haar kann eine Substanz über den Anteil an Kolbenhaaren trotz Abstinenz sehr viel länger nachweisbar sein, als dies auf Grund des durchschnittlichen Haarwachstums und der untersuchten Haarlänge erwartet werden dürfte. Aber auch die Wachstumsgeschwindigkeit einzelner Haare ist unterschiedlich. Aus diesen Gründen können sich bei einer Erstanalyse, selbst bei einem am Haarboden korrekt abgeschnittenen

Bündel, wachsende Zonen von jüngeren Abstinenzperioden ohne Drogen mit früheren, noch drogenhaltigen überschneiden.

Manipulation. Eine im Ergebnis ohne Befund verlaufene Haaranalyse ist nur verwertbar, falls Manipulationen oder Veränderungen des Haares z. B. durch Ausbleichen mit UV-Strahlung, chemisches Bleichen, Färben oder Tönen auszuschließen sind. Es kann versucht werden, durch häufiges Waschen den Nachweis der Drogensubstanzen zu verhindern oder zu erschweren (vgl. auch Pötsch und Skopp, 1996–1998). Ob Haare naturbelassen sind, kann von erfahrenen toxikologischen Gutachtern vor der Analyse geprüft werden. Grundsätzlich kann jedoch festgestellt werden, dass jeder positive Haaranalysebefund einen vorausgegangenen Drogenkontakt verifiziert. Damit ist noch nicht die orale, parenterale oder inhalative Aufnahme bewiesen. Es kann sich auch um eine Kontamination von außen handeln: Drogen können in Stäuben, Aerosolen oder Gasen enthalten sein und an Haaren, Haut und Kleidung angelagert werden. Die Intensität des Einbaus hängt u. a. von der Haarstruktur ab. Eigener Konsum ist nur bewiesen, wenn auch Metabolite im Haar nachzuweisen waren, welche nur nach der Körperpassage von Drogen entstehen.

Die Analysen müssen nach vom Akkreditierer als jeweils verbindlich anerkannten, von Fachgesellschaften in Leitlinien festgeschriebenen Verfahren erfolgen.

Durchaus üblicher Kurzhaarschnitt oder völliges Abrasieren der Haare stehen der Haaranalyse im Prinzip nicht entgegen, wenn prospektiv gearbeitet wird, der Beginn der Kontrollperiode sich also mit dem Zeitpunkt des Haarschnitts deckt, und ein entsprechend lange vom Boden neu herauswachsendes Haar für die Analyse gefordert wird. Eine Alternative stellt die Untersuchung von Körperhaaren dar.

In diesem Zusammenhang ist darauf hinzuweisen, dass bei einer Haarlänge, die einen Überblick über einen längeren Zeitraum gestattet als dies für den Abstinenznachweis notwendig ist, sorgfältig darauf geachtet werden muss, dass nur die relevanten Abschnitte (das kopfhautnahe Haar) als Probenmaterial verwendet wird. Dies ist durch entsprechende Kennzeichnung der Haarprobe und Festlegungen beim untersuchenden Labor sicher zu stellen.

7.1.4 Nachweisbarkeit von Drogen im Speichel

Der Drogennachweis im Speichel wird im Rahmen der medizinisch-psychologischen Untersuchung zwar nicht direkt durchgeführt, liegt aber häufig als Aktenbefund vor und muss deshalb vom Gutachter interpretiert werden. Die im Folgenden beschriebenen Sachverhalte verdeutlichen, warum es beim Nachweis von Drogen in verschiedenen Probenmaterialien auch zu unterschiedlicher Sensitivität und Spezifität des Nachweises kommen kann.

Speichelflüssigkeit wird im Prinzip durch Filtration aus dem Blutserum gebildet. Nur lipophile (fettlösliche) Stoffe und von diesen wiederum nur deren freie (im Serum nicht eiweißgebundene) Anteile können auf dem Weg vom Serum in die Speichelflüssigkeit die Membranen der Gewebe und Zellen durchdringen und in den Speichel diffundieren. Polare, hydrophile (wasserlösliche) Stoffwechselprodukte, wie beispielsweise die im Serum wie im Urin meist in relativ hohen Konzentrationen vorkommenden Glucuronid-Konjugate werden zurückgehalten, obwohl sie in Speichel gut löslich wären. Dies erklärt, weshalb Stoffe der Amphetamin-Gruppe, die noch genügend lipophil und zugleich hydrophil sind, im gebildeten Speichel in ausreichend hoher Konzentration vorkommen, hochgradig eiweißgebundene Benzodiazepine und Tetrahydrocannabinol hingegen nur kaum messbare Konzentrationen erreichen. Diejenigen Cannabinoid-Metabolite, welche im Urin überwiegend ausgeschieden werden und die „positive" Immunreaktionen der Urintests auslösen, gelangen praktisch nicht in den Speichel. Wirksame Opiate sind relativ wenig eiweißgebunden und bis auf ihre Glucuronide speichelgängig. Weniger eiweißgebunden ist auch Kokain. Dessen Metabolite diffundieren allerdings schlechter in den Speichel.

Entsprechend den Bildungsmechanismen kommen im Speichel also vorwiegend die polaren Muttersubstanzen und weniger lipophile Metabolite von illegalen Drogen vor. Trotz der zeitlichen Nähe der Speichelgängigkeit von Drogen zu deren Zirkulation im Blut gibt es keine direkte Beziehung zwischen den jeweiligen Konzentrationen (u. a. auch deshalb, weil die Speichelproduktion mit dem jeweiligen Säuregrad in der Mundhöhle korreliert). Speichel ist also eher ein geeignetes Medium zur Kontrolle des aktuellen, kurz zurückliegenden Drogenkonsums. Der Speichel kann allerdings auch „kontaminiert" sein, d. h. Drogenwirkstoffe beispielsweise wegen des oralen oder Rauchkonsums enthalten. Tetrahydrocannabinol bleibt nach dem Rauchkonsum in der Schleimhaut der Mundhöhle viele Stunden lang gebunden, falls nicht u. U. erfolgreich versucht wird, vor einer erwarteten Kontrolle die Rückstände durch Mundspülung soweit wie möglich zu entfernen (ADERJAN, 2000).

7.1.5 Nachweisbarkeit von Drogen auf der Haut

Drogenstoffe gelangen vorwiegend über die Schweißflüssigkeit, aber auch über Talgdrüsen auf die Hautoberfläche; sie können auch durch

Diffusion und aus den Kapillaren des Papillarkörpers durch die Epidermis zur Hautoberfläche gelangen.

Für die betrachteten Stoffe sind die Transferbedingungen dem Übergang von Stoffen in den Speichel teilweise ähnlich: Vorwiegend werden die Drogenwirkstoffe und wenige, noch lipophile Metabolite vorgefunden. Die je Zeiteinheit transportierten Mengen bzw. Konzentrationen sind geringer als im Blut oder im Speichel. Die Abgabe von Drogen über den Talg erfolgt langsam, noch langsamer erfolgt sie durch die Hautzellen. Somit hängt es auch von der Reinigungsfrequenz der Haut ab, ob Rückstände sich anreichern. Nur die Schweißflüssigkeit wird relativ rasch gebildet. Sie kann wasserlösliche Stoffe enthalten, wie die der Amphetamin-Gruppe, die genügend lipophil sind, um zu diffundieren.

Auf dem Markt sind Wischtests verfügbar, die über ein befeuchtetes Vlies Drogenrückstände in Hautabstrichen zur Immunreaktion bzw. zur Anzeige bringen sollen. Sie eignen sich dementsprechend zum Nachweis von Stoffen der Amphetamin-Gruppe, die als am wenigsten problematisch erscheinen. Sensitivität und Spezifität handelsüblicher Tests liegen z. T. unter 80 %; solche Tests sind nicht geeignet (KÄFERSTEIN, 2004). Heroin (Opiate) und Kokain sind meist deshalb nachweisbar, weil es regelmäßig zu chronischem Konsum mit vergleichsweise deutlichen Drogenrückständen auf der Haut kommt. Der Cannabisnachweis im Wischtest auf der Haut bleibt problematisch, solange die für Hautabstriche verwendeten Testantikörper den Wirkstoff nicht genügend nachweisstark erfassen bzw. an Urinmetaboliten ausgerichtet bleiben.

Auf der Haut gilt es im Falle von Vor-Ort-Maßnahmen besonders, den Unterschied zwischen Exkretion (Sekretion) und Kontamination zu beachten. Als Indikator für Konsum können nur mit beweissicheren Methoden erfasste Metaboliten angesehen werden, die nur nach Körperpassage entstehen.

7.1.6 Drogenschnelltests

Mit den so genannten Drogenschnelltests aus Schweißabstrichen, Speichel- oder Urinproben können Hinweise auf Drogenkonsum erhalten werden. Diese Verfahren können als Vortest oder Indikator dafür dienen, um hinreichende Anhaltspunkte für eine Blutentnahme zu finden. Hierfür gelten jedoch andere Voraussetzungen, wie insbesondere der aktuelle Drogeneinfluss, der durch die Drogenmuttersubstanzen hervorgerufen wird. Aufmerksamkeit ist der Menge des verfügbaren Probenmaterials und der beweissicheren Analyse zu widmen: Das Probematerial muss ausreichend sein, um über den Vortest hinaus die beweissichere Analyse zu erlauben, sonst ist das Ergebnis rechtlich nicht verwertbar.

In der Praxis sind weitere Anwendungsdefizite der Schnelltests zu verzeichnen: Beispielsweise zeigte es sich, dass Substanzen, wie z. B. Amphetamine und ihre Derivaten auf der Hautoberfläche (im Schweiß) zeitlich länger verweilen als im Blut. Eine nicht zu unterschätzende Rate falsch-negativer wie falsch-positiver Tests ist besonders gegenüber grenzwertigen Ausscheidungskonzentrationen zu befürchten (BYRNE und PIERCE, 2004). Abgesehen von der problematischen Aussage bei Anwendung immunologischer Tests durch relative Laien ergaben sich für die verwaltungsrechtliche Praxis dadurch Probleme, dass ein positiver Amphetaminnachweis im Blut nicht erbracht werden konnte und es den Schweiß als Probenmaterial für eine beweissichere Analyse nicht gab. Bei darüber hinaus fehlenden Konsumangaben wird es dann praktisch unmöglich, Eignungsbedenken abzusichern[10]. Ähnliches gilt auch für Vortests im Urin (z.B. Mahsan-Test), die beispielsweise bei polizeilicher Kontrolle zur Blutentnahme führten und danach verworfen wurden.

Neben den Fragen der Testunsicherheit sind auch Fragen der Anwendungssicherheit relevant. Es handelt sich bei Streifentests oder sog. „point of care tests" (POCT) trotz der Angabe eines Cut-off-Wertes lediglich um qualitative und nicht um quantitative Tests. Die positive Nachweisentscheidung ist bei visuell beurteilten Streifentests anders angelegt und mit den Cut-offs maschinell gelesener Immuntests in flüssiger Phase nicht zu vergleichen[11]: Das Ablesen eines Testergebnisses erfolgt visuell, die zutreffende Entscheidung ist subjektiv. Sie setzt eine Kenntnis des Testprinzips und ein hohes Maß an Erfahrung des Anwenders voraus, um insbesondere in Grenzbereichen zu akzeptablen Entscheidungen kommen zu können. Ohne geeignete Dokumentation entzieht sich die Entscheidung in Zweifelsfällen auch einer späteren Überprüfung.

---

10 Vgl. auch Beschluss des VGH Baden-Württemberg vom 13.12.2002 (10 S 2200/02), wonach nach derzeitigem Kenntnisstand das Ergebnis eines Schnelltests nicht ausreiche, um einen einmaligen Drogenkonsum eindeutig nachzuweisen und die Fahrerlaubnis zu entziehen. Der Verdacht auf Drogenkonsum (hier Optiate und Amphetamine) liege jedoch weiterhin vor und rechtfertige die Anordnung eines ärztlichen Gutachtens als vorgesehene gesetzliche Reaktion

11 Z. B. ist neben dem Verbleib einer Kontrolltestlinie das Verschwinden einer Entscheidungstestlinie zu beurteilen. Das vollkommene Verschwinden der Testlinie entspricht dem oberen Ende des Messbereichs eines Testes in flüssiger Phase. Eine abgeschwächte Testlinie stellt im Prinzip bereits eine Messung dar. Die mit maximaler Intensität angezeigte Entscheidungslinie entspricht einem negativen Ergebnis. Sie kann allerdings nur auf einem separaten Teststreifen erzeugt werden

Im Rahmen des ärztlichen Gutachtens oder der medizinisch-psychologischen Untersuchung kann ein Drogenschnelltest die nach den Begutachtungs-Leitlinien zur Kraftfahrereignung erforderlichen Abstinenznachweise nicht ersetzen.

7.1.7 Aussagekraft verschiedener Analysemethoden

Ergebnisse chemisch-toxikologischer Analysen stehen bei der Fahreignungsbegutachtung in einem verwaltungsrechtlichen Kontext. Bei dementsprechend weitreichenden Konsequenzen der auf ihnen basierenden rechtlichen Entscheidungen müssen sie beweissicher sein.

Immunchemische Analysen (Immunoassays[12]).

Hinweise auf den Konsum von Betäubungsmitteln oder Betäubungsmittelersatzstoffen können durch Anwendung immunologischer Tests relativ einfach und kostengünstig erhalten werden. Daher wird vielfach die Anwesenheit von Drogen in Untersuchungsmaterial mit unterschiedlichen Screeningverfahren[13] (Drogenschnelltests und immunologischen Laborverfahren) „nachgewiesen". Die sichere Klärung der Frage, ob ein Drogenkonsum vorliegt, ist jedoch mit Hilfe immunologischer Tests nicht möglich, selbst wenn Drogenrückstände angezeigt wurden. Auf Grund des immunologischen Testprinzips sind sowohl falsch-positive als auch falsch-negative Ergebnisse möglich. Zudem sind einzelne Tests hinsichtlich ihrer Messgenauigkeit und Messempfindlichkeit unterschiedlich.[14]

Wichtige Voraussetzung ist deshalb, dass zur Bestätigungsanalyse eine beweissichere Untersuchung durchgeführt und damit ein qualifiziertes Labor beauftragt wird. Dieses muss über eigene qualitätskontrollierte Möglichkeiten und die erforderliche Fachkunde verfügen, die notwendig sind, um jede Probe, für die ein entsprechendes immunologisches Resultat erhalten wurde, mit einer wissenschaftlich anerkannten, unabhängigen Methode zu überprüfen und zu bestätigen und um die Ergebnisse insgesamt beurteilen zu können.

Entscheidungsgrenzen für positive Befunde. Maschinell gelesene Immuntests werden, wie die meisten laborchemischen Serienmessverfahren, mit Hilfe der zu bestimmenden Bezugs-Substanzen kalibriert. Das

---

12 Als Immunoassays bezeichnete handelsübliche Tests sind z.B. AMIA, Adx, AxSym, CEDIA, Drug-Screen, ELISA, EMIT, FRONTLINE, GLORIA, Imx, LIA, MTP, RIA, TDxFLx, TRIAGE u.a.
13 Vom englischen Wort „Screen" = Sieb, Filter, am besten mit „Suchanalyse" zu übersetzen
14 Siehe auch: Empfehlungen der Kommission „Grenzwertfragen bei Arzneimitteln und Suchtstoffen zum Nachweis von Drogenstoffen im Blut": Immunologische Messungen reichen für den Nachweis einer Ordnungswidrigkeit im Sinne des § 24a StVG nicht aus vgl. Blutalkohol 40, 337–342 (2003)

Messergebnis je Probe besteht in einem Zahlenwert, welcher als Konzentration der jeweiligen Substanz (beispielsweise in Milligramm pro Liter) vom Messgerät ausgedruckt wird. Der Zahlenwert weicht jedoch teilweise erheblich von der tatsächlichen Konzentration der gesuchten Substanz in der Probe ab. Im immunchemischen Test reagieren regelmäßig mehrere Substanzen innerhalb einer Stoffgruppe gleichzeitig und mit unterschiedlicher Ansprechempfindlichkeit. Ein immunchemisches Messergebnis wird immer dann als positiv bezeichnet, wenn die Summenantwort aller im Test ansprechender Reaktanden einer Stoffgruppe eine zuvor festgelegte Konzentrationsgrenze übersteigt.

Diese von Labor zu Labor keineswegs einheitlich gesetzte Entscheidungsgrenze wird, aus dem Englischen übernommen, auch „Cut-off" genannt. Sie ist meist so hoch gesetzt, dass bei Überschreiten des Grenzwertes trotz Miterfassens weiterer Substanzen aus der gesamten Stoffgruppe die Anwesenheit der gesuchten Einzelsubstanz hinreichend sicher ist und mit einem chromatographischen Verfahren voraussichtlich immer noch bestätigt werden kann. Dementsprechend werden sämtliche immunchemische „Messwerte-Summen" unterhalb der Entscheidungsgrenze als negativ bewertet, auch wenn die gesuchte Substanz vielleicht vorhanden ist.

Falsch-positive Befunde. Bei allen Immunoassays besteht grundsätzlich die Gefahr von „falsch-positiven" Resultaten, d. h. sie können „drogenpositiv" anzeigen, obwohl die gesuchten Substanzen im Untersuchungsmaterial nicht vorhanden sind, wenn z. B. in einzelnen Tests Fremdsubstanzen (Kreuzreaktion) mitreagieren. Es können somit folgenschwere Fehlschlüsse eingeleitet werden, wenn nicht grundsätzlich – über das immunchemische Ergebnis hinaus – eine beweissichere Analyse durchgeführt wird.

Die meisten Tests auf Opiate etwa erfassen nicht nur Morphin, sondern auch Codein, Dihydrocodein und Dihydromorphin sowie entsprechende Stoffwechselprodukte. Aus ihnen ergibt sich dann ein Zahlenwert für Morphinäquivalente, auch wenn Morphin in der Probe überhaupt nicht enthalten ist. Urin- wie auch Blutproben können nach Genuss von mohnsamenhaltigem Gebäck „opiat-positiv" werden. Mohnsamen können mit Spuren von Opiumalkaloiden verunreinigt sein (wie sie auch der Mohnsaft oder das daraus bereitete Heroin entsprechend enthält). Die betreffenden Opiatmetabolite sind dann häufig in typischer Konstellation, aber meist relativ geringen Konzentrationen im Urin und auch im Blut nachzuweisen.

Falsch-negative Befunde. „Falsch-negativ" bedeutet, dass der Test trotz des Vorhandenseins einer toxikologisch relevanten Substanz ein negatives Ergebnis anzeigt. Beispielsweise kann die Testantwort bei schwächer reagierenden oder niedrig dosierten und deshalb in sehr geringer Konzentration anwesenden Wirkstoffen einer Substanzgruppe so gering ausfallen, dass die Entscheidungsgrenze, die über die Bezugssubstanz gesetzt wurde, nicht überschritten wird und der Test „negativ" ausfällt. Es kann auch Tests geben, welche im Probenmaterial wichtige vorkommende Metabolite von Substanzen der betreffenden Stoffgruppe nicht erfassen (Beispiel: Nicht-Erfassen der Glucuronide von Opiaten oder Benzodiazepinen als deren Hauptstoffwechselprodukte in vielen Schnelltestverfahren, wenn der Test nur auf die nicht-konjugierten Substanzen ausgelegt ist (vgl. KÜLPMANN, 2003)). Im Kontext der Fahreignungsbegutachtung sind angesichts des Anspruchs auf Effizienz und Rechtsgleichheit Verfahren zu wählen, die der Akkreditierer jeweils auf der Basis von Validierungen durch Fachgesellschaften als anwendbar erklärt hat. Kriterien der Validierung sind Entscheidungsgrenzen, die auf gleichem, nach dem Stand der Technik sicher erreichbarem niedrigsten Niveau (Cut-off) festzulegen sind.

Passivkonsum und Urinkonzentrationen

Grundsätzlich sind Klienten darüber zu informieren, dass sie sich während Abstinenzkontrollphasen keine Räume aufsuchen, in denen konsumiert und Rauschmittel durch Inhalation aufgenommen werden können. Vom Untersuchten (nachträglich) behaupteter Passivkonsum von Cannabis kann auch bei Betroffenen ausgeschlossen werden, die nicht unter den für den Abstinenzbeleg erforderlichen Rahmenbedingungen leben, wenn im beweisenden Bestätigungsverfahren (unabhängig von dem gewählten Cut-off) eine Konzentration der aus ihrem Glucuronid freigesetzten THC-COOH von 15 ng/ml überschritten wird. Bei zu Abstinenz motivierten und über die für deren Beleg erforderlichen Bedingungen ausreichend informierten Betroffenen kann ein sicherer Nachweis von mehr als 5 ng/ml THC-COOH im Urin als Grenze dienen.

Beweisende Analysenverfahren

Unter einer beweissicheren Analyse versteht man die Anwendung von Verfahren, denen ein physikalisch-chemisches Analysenprinzip zu Grunde liegt, mit dem von der betreffenden Substanz eine Information erhalten wird, welche diese einwandfrei identifiziert. Für einen gesicherten und aussagekräftigen chemisch-toxikologischen Nachweis muss jede Einzelsubstanz qualitativ und quantitativ mit einem beweissicheren Verfahren untersucht werden. Geeignet sind hierfür sowohl eine **G**as**c**hromatographie als auch eine Flüssigkeitschromatographie (engl.: **l**iquid **c**hromatography), beide in Kombination mit einer **M**assen**s**pektrometrie (abgekürzt **GC/MS** bzw. **LC/MS**). Die Identifizierung, ebenso die Quantifizierung einer oder mehrerer Substanzen, gelingt speziell mit diesen Verfahren, wenn ordnungsgemäß nach den Richtlinien der Gesellschaft für toxikologische und forensische Chemie gearbeitet wird, insbesondere mit geeigneten deuterierten inneren Standards. Mit rechtsrelevanten Drogenuntersuchungen in Körpermaterialien dürfen deshalb nur Untersuchungsstellen betraut werden, welche die nötige Fachkunde, d. h. umfassende Kenntnis des Arzneimittel- und Drogenstoffwechsels, sichere Methodenkenntnis zur Auswahl und Beurteilung geeigneter Nachweis- oder Screeningverfahren, gut ausgebildetes technisches Personal, das erforderliche Instrumentarium sowie eine geeignete interne und externe Qualitätskontrolle (z. B. die regelmäßige erfolgreiche Teilnahme an den Ringversuchen der GTFCh) nachweisen können.

Bewertung chemisch-toxikologischer Befunde

Der Nachweis von Drogensubstanzen mit den oben beschriebenen Methoden kann als sicher gelten und belegt den Konsum, wenn die Konzentrationen passive Aufnahme ausschließen. Die ermittelte Substanzkonzentration im Blut kann Hinweise auf den Grad der aktuellen Beeinflussung oder im Fall des Cannabiswirkstoffs THC und dessen Metaboliten auf die jüngst zurückliegende Konsumhäufigkeit geben (DALDRUP, 2000).

Metabolismus und Ausscheidung der meisten Drogensubstanzen verlaufen allerdings konsumbedingt und individuell unterschiedlich. So kann durch den Drogennachweis im Blut oder Urin in der Regel kein Rückschluss auf die zuvor konsumierte Wirkstoffmenge erfolgen. Im Falle eines Messwertes von beispielsweise 50 ng/ml „Cannabinoiden" im Urin sind folgende verschiedene Ursachen möglich

– Einmaliger Konsum kurz vor der Untersuchung (akute Beeinflussung)
– Einmaliger Konsum am Tag vor der Untersuchung (Restbefund eines einmaligen Konsums)
– Abbau eines mittleren Depots im Körper bei mehrtägiger Abstinenz (Restbefund bei Konsumpause im Rahmen eines regelmäßigen Konsums)
– Abbau eines ursprünglich ausgeprägten Depots im Körper bei mehrwöchiger Abstinenz (Restbefund bei Abstinenzphase nach massivem Missbrauch).

Auf Grund dieser Umstände kann allein anhand des erhaltenen Messwertes für Drogensubstanzen im Urin keine ausreichende Konsumdiagnostik hinsichtlich Dauer und Häufigkeit erfolgen.

Solange die anzuwendenden Verfahren vom Akkreditierer nicht verbindlich festgelegt sind, ist zu beachten, dass bei gleichem „Cut-off"-Wert für dieselbe Urinprobe ein zweites Labor einen Immuntest verwendet haben kann, der gegenüber dem Analyten THC-COOH spezifischer reagiert und diesen präziser misst, weshalb bei der „Messung" im ersten Labor, im Gegensatz zum zweiten Labor, ggf. ein geringer immunologischer Messwert mitgeteilt, bzw. im besonderen Fall der Cut-off nicht einmal überschritten wurde.

Daher muss im Hinblick auf Effizienz, Rechtssicherheit und Rechtsgleichheit sichergestellt sein, dass im Rahmen von Begutachtungen der Fahreignung nur solche Verfahren verwendet werden, die nach Empfehlung der Fachgesellschaften (v. a. GTFCh) vom Akkreditierer jeweils für anwendbar erklärt wurden.

7.1.8 Hypothese und Kriterien CTU

Im Folgenden sollen die in Kap. 7.1 dargestellten Überlegungen in der bewährten Form als Hypothese, Kriterien und Indikatoren übersichtlich zusammengefasst werden. Diese Anforderungen stellen, anders als die in den Kap. 3 bis 6 beschriebenen Kriterien, keine Anforderungen an den Klienten sondern an die Untersuchungsmethodik und damit an die Begutachtungsstellen sowie die am Begutachtungsprozess beteiligten Institutionen und Sachverständigen dar. Sie sind deshalb auch ständig mit den „Anforderungen an die Träger von Begutachtungsstellen für Fahreignung (BfF)" der Bundesanstalt für Straßenwesen abzugleichen und ggf. anzupassen. Im Zweifelsfall sind für Träger von BfF die Anforderungen der Akkreditierungsstelle bindend.

Um diese Bedeutung herauszustellen, wurde die Systematik der bisherigen Hypothesennummerierung verlassen. Die Hypothese CTU dient der Überprüfung der Verwertbarkeit vorliegender Befunde sowie der Standardisierung der Befunderhebung im chemisch-toxikologischen Bereich.

Die im Rahmen der Begutachtung berücksichtigten toxikologischen Befunde sind fachkundig erstellt worden, aussagekräftig und forensisch verwertbar.	**Hypothese CTU**

Die Durchführungsbedingungen der Drogenkontrolle sind transparent und nachvollziehbar, insbesondere erfolgt die Einbestellung des zu Untersuchenden zur Abgabe einer Urin-, Blut- oder Haarprobe kurzfristig und unvorhersehbar.	**Kriterium CTU 1**

1. Die Terminvergabe erfolgte kurzfristig, d. h. der Posteingang beim Untersuchten liegt max. 2 Tage vor dem Untersuchungstermin. Bei einem Untersuchungstermin an einem Dienstag erfüllt auch ein Posteingang am Samstag zuvor noch diese Bedingung.

2. Im Fall der telefonischen Einbestellung erfolgte der Anruf am Vortag des Untersuchungstages.

3. Die Termine, die im Rahmen eines definierten Kontrollprogramms vergeben werden, sind unvorhersehbar.

    (1) Die Einbestellung erfolgt in relativ regelmäßigen Abständen, z.B. etwa monatlich, alle 2 Monate oder am Ende eines Quartals. *Kontraindikatoren*

    (2) Die Einbestellung erfolgt stets zum gleichen Wochentag.

    (3) Die Terminierung erfolgt in Absprache mit dem Untersuchten und nach dessen Wünschen.

4. Es werden mit dem Klienten klare und nachvollziehbare Verhaltensregeln bei Abwesenheit definiert (z.B. aktive Meldung von Urlaubszeiten, Schichtplänen etc.), so dass eine Einbestellung auch umgesetzt werden kann.

5. Entschuldigungsgründe für ein Nichterscheinen (akute Erkrankung, Manövereinsätze etc.) werden von der durchführenden Stelle definiert und müssen vom Untersuchten glaubhaft attestiert werden.

6. In den Bedingungen des Drogenkontrollprogramms finden sich klare Regelungen zum Umgang mit versäumten Terminen. Bei einem unentschuldigt versäumten Termin wird das Programm in der Regel abgebrochen. Dies gilt auch bei mehrfach verschobenen Terminen, wenn unter diesen Umständen nicht mehr von einem Drogennachweis über den vereinbarten Zeitraum ausgegangen werden kann.

7. Es existieren klare Regelungen zum Verfahren bei Medikamentennachweis und ansonsten hinsichtlich BtM negativem Befund.

8. Aus der Bescheinigung über die Ergebnisse einer durchgeführten toxikologischen Analyse muss klar hervorgehen, ob es sich um einen einzelnen Befund oder um den Befund eines vereinbarten Programms mit mehreren Untersuchungen über einen definierten Zeitraum handelt. In diesem Fall muss der Bescheinigung eindeutig zu entnehmen sein, über welchen Zeitraum die Drogenkontrolle durchgeführt wird und ob die Befunderhebung lückenlos erfolgte.

9. Der Klient wird auf mögliche Verfälschungen der Laborergebnisse bei Konsum von Mohnsamen oder Cannabis-Hanfprodukten oder bei Aufenthalt in Räumen mit Cannabisrauch in der Umgebungsluft hingewiesen und zu entsprechenden vorsorglichen Verhaltensweisen aufgefordert.

Kriterium CTU 2 **Das Untersuchungsmaterial wurde so gewonnen und an das Analyselabor übermittelt, dass die toxikologische Untersuchung zur Abstinenzüberprüfung auf Betäubungsmittel, Arzneistoffe oder sonstige psychoaktiv wirksame Substanzen den aktuellen Status des Untersuchten zuverlässig wiedergeben kann.**

1. Die Abgabe einer Urinprobe erfolgte unter direkter Sicht des Arztes, so dass eine Gewinnung per vias naturales sichergestellt ist.

2. Die noch nicht versandfertige Urinprobe befand sich nach der Gewinnung nicht mehr unbeaufsichtigt außerhalb des Sichtbereichs des Arztes, so dass eine nachträgliche Verfälschung durch den Untersuchten durch Zufügung von Substanzen ausgeschlossen werden kann.

3. Die gewonnene Urinprobe wurde unmittelbar vom untersuchenden Arzt in die vorbereiteten Versandröhrchen umgefüllt. Dabei erfolgte ein Abgleich der Kennzeichnungen des Versandbehältnisses mit dem Laboranforderungsbogen, der vom Untersuchten bestätigt wird.

4. Der Versand der Stoffprobe erfolgte in einem vom Labor bereitgestellten, absolut sauberen, sicher verschlossenen und bruchsicheren Gefäß, das gegen Hitze und Licht geschützt ist.

5. Information und Befragung zu aktuellem Konsum von Medikamenten, Hanf- und Mohnprodukten sowie Passivkonsum werden dokumentiert.

6. Die Fragestellung an das untersuchende Labor ist der Laboranforderung eindeutig zu entnehmen, insbesondere ist erkennbar, auf welche Stoffe und mit welchen Methoden die Untersuchung durchgeführt werden soll.

7. Besondere, von einem Routineprogramm individuell abweichende Fragestellungen an das untersuchende Labor (z.B. Untersuchungsumfang bei Substitutionspatienten) werden schriftlich nachvollziehbar mitgeteilt. Sie enthalten alle Informationen, die für die Beantwortung der Fragestellung erforderlich sind.

Die Untersuchung im Labor findet nach den Standards der GTFCh statt, ist als Abstinenznachweis verwertbar und umfasst alle relevanten Stoffgruppen.

Kriterium CTU 3

1. Das beauftragte Labor verfügt über forensisch-toxikologische Erfahrungen und wird verantwortlich von einem Arzt oder Dipl.-Chemiker geleitet, der eine entsprechende Weiterbildung nachweisen kann. Durch die Anerkennung als „forensicher Toxikologe, GTFCh" gelten diese Anforderungen als nachgewiesen.

2. Das Labor ist nach DIN ISO 17025 akkreditiert. Es erfüllt damit insbesondere die nachstehenden Standards.

3. Die Abläufe im Labor sind so geregelt, dass stets ein fachlich qualifizierter Mitarbeiter die Durchführung der Tests verantwortlich überwachen und durchführen kann. Alle einbezogenen Mitarbeiter sind auf die Schweigepflicht hingewiesen.

4. Die räumliche Ausstattung des Labors ist so ausgelegt, dass die Stoffproben sachgerecht (gekühlt) gelagert werden können und die Verwechslung von Proben, die Kontamination mit anderen Stoffen sowie der Zugriff durch nicht autorisierte Personen ausgeschlossen ist.

5. Das Labor trifft geeignete Maßnahmen, um die Identitätssicherung der Proben im gesamten Untersuchungsablauf zu gewährleisten.

6. Die apparative Ausstattung des Labors erlaubt eine forensisch abgesicherte Bestätigungsanalyse der Stoffproben auf dem Stand der Wissenschaft und der Analysetechnik. Die Geräte werden regelmäßig gewartet.

7. Das Labor nimmt an Ringversuchen teil, die zur Bestätigung der forensischen Beweissicherheit seiner Analyseergebnisse geeignet sind.

8. Hinweis gebende Verfahren (Immuntest oder einfache chromatographische Verfahren) werden von Bestätigungsanalysen (beweisende Verfahren wie GC/MS oder LC/MS) unterschieden. Ein positiver Befund in einem Hinweis gebenden Verfahren kann nur durch ein beweisendes Verfahren bestätigt werden.

9. Dient die Analyse der Bestätigung einer Abstinenzbehauptung, ist sie grundsätzlich polytoxikologisch angelegt. Im Hinweis gebenden Verfahren werden alle relevanten Betäubungsmittel-Stoffgruppen und gängigen Ersatzstoffe mit möglichst geringen Cut-off-Grenzen untersucht.

10. Eine evtl. erfolgende Beschränkung des Untersuchungsumfangs bei bestimmten Fragestellungen ist vom Auftraggeber der Untersuchung eindeutig definiert worden.

11. Das Labor asserviert die untersuchten Materialien ausreichend lange, um eventuelle Nachanalysen im Verlauf des Drogenkontrollprogramms, des Gerichtsverfahrens bzw. des Verwaltungsaktes durchführen zu können. Die Aufbewahrungsfrist beträgt bei Proben mit positiven Nachweisen in der Regel mind. sechs Monate.

Kriterium CTU 4 — **Die Befundübermittlung an die Begutachtungsstelle lässt eine Interpretation vor dem Hintergrund der Fragestellung zu.**

1. Der Befundbericht ist der übersandten Stoffprobe und damit dem Untersuchten eindeutig zuzuordnen.

2. Der Befundbericht enthält Angaben zu den eingesetzten Analyseverfahren und deren Nachweisgrenzen.

3. Der Befundbericht gibt sämtliche untersuchten Stoffgruppen, die Ergebnisse der immunologischen Testverfahren und die Ergebnisse der Bestätigungsanalysen wieder.

4. Bei Urinkontrollen wird der korrekt bestimmte Kreatininwert angegeben. Wurde bei stark verdünntem Urin die Probe einkonzentriert, wird mitgeteilt, wie sich dieses Verfahren auf die Interpretation der Nachweisgrenze auswirkt.

Kriterium CTU 5 — **Das zur Beantwortung der Fragestellung erstellte ärztliche oder med.-psych. Gutachten enthält alle relevanten Angaben und Schlussfolgerungen, um die Anforderungen an die Nachvollziehbarkeit nach Anlage 15 FeV zu erfüllen.**

1. Im Gutachten wird dargestellt, welche Vorgehensweisen für die chemisch-toxikologische Untersuchung gewählt wurden (Einbe-

stellmodalitäten, Probengewinnung, Qualitätsanforderungen an das Labor).

2. Das Gutachten enthält neben den Laborbefunden weitere Angaben zur aktenkundigen Vorgeschichte, zur Krankheitsanamnese und möglicher Medikamenteneinnahme sowie zu den körperlichen Untersuchungsbefunden, so dass eine Einordnung des Laborbefundes in den Kontext der individuellen Befundlage möglich ist.

3. Bei mehreren im Rahmen eines Gutachtens durchgeführten Drogenscreenings ist der zeitliche Ablauf nachvollziehbar dargestellt; insbesondere ist zu erkennen, ob alle vereinbarten Untersuchungstermine zustande gekommen sind.

4. War die Durchführung des Drogenscreenings nicht reibungslos möglich, werden die Gründe für Verzögerungen, Terminversäumnisse oder Wiederholungen der Probengewinnung unter Angabe der ggf. vorliegenden Belege mitgeteilt.

5. Im Gutachten werden die Art des Probenmaterials, der Untersuchungsumfang und die im Laborbericht mitgeteilten Ergebnisse und Nachweisgrenzen vollständig und soweit möglich quantitativ dargestellt. Dies gilt auch für weitere vom Labor oder der Untersuchungsstelle erhobene Parameter, die eine Probenverfälschung ausschließen sollen (z. B. pH-Wert, Kreatinin, Temperaturmessung).

6. Im Gutachten wird begründet, warum ein bestimmtes Probenmaterial (Blut, Urin, Haar) verwendet wird und welche Auswirkungen dies auf die Beantwortung der Fragestellung haben kann.

8 Literaturhinweise

Literaturhinweise in der Einleitung

BARTHELMESS, W. & EHRET, J. (1984). Fahreignungsbegutachtung in einer Konzeption der Problemlösung. Blutalkohol, 21, 71–85.

Deutsche Akademie für Verkehrswissenschaften e.V. (Hrsg.). (1979). 17. Deutscher Verkehrsgerichtstag, Hamburg.

GOLDFRIED, M. R. & KENT, R. N. (1990). Herkömmliche gegenüber verhaltenstheoretischer Persönlichkeitsdiagnostik: ein Vergleich methodischer und theoretischer Voraussetzungen. In: SCHULTE, D., Diagnostik in der Verhaltenstherapie. München: Urban & Schwarzenberg.

HAMPEL, B. (1990). Dreißig Jahre Fachausschuss Medizinisch-Psychologische Arbeitsgebiete bei der Vereinigung der Technischen Überwachungsvereine (VdTÜV) – Ein Beitrag zur Geschichte der angewandten Psychologie. In: NICKEL, W.-R., Fahrverhalten und Verkehrsumwelt. Köln: Verlag TÜV Rheinland, Bonn: Deutscher Psychologen Verlag.

JACOBSHAGEN W., NICKEL, W.-R. & WINKLER, W. Evaluation von Medizinisch-Psychologischen Fahreignungsbegutachtungen – Retrospektive Analyse einer Datensammlung des TÜV Hannover e.V. (unveröffentlicht).

JACOBSHAGEN, W. & UTZELMANN, H. D. (1996). Medizinisch-Psychologische Fahreignungsbegutachtung bei alkoholauffälligen Fahrern und Fahrern mit hohem Punktestand – Empirische Ergebnisse zur Wirksamkeit und zu deren diagnostischen Elementen. Verband der Technischen Überwachungsvereine e.V. (Hrsg.), Köln: Verlag TÜV Rheinland.

KAJAN, G. (1986). Beurteilungskriterien für Tatauffällige bei einer medizinisch-psychologischen Untersuchung. In: SCHORR, A. (Hrsg.). 13. Kongress für angewandte Psychologie, Band I. Bonn: Deutscher Psychologen Verlag.

KAJAN, G. (1990). Systematik der Beurteilungskriterien. In: NICKEL, W.-R., UTZELMANN, H. D. & WEIGELT (Hrsg.), Bewährtes sichern – Neues entwickeln, 1. bundesweites Kolloquium der Verkehrspsychologen amtl. anerk. med.-psych. Untersuchungsstellen. Köln: Verlag TÜV Rheinland.

KUNKEL, E. (1975). a) Akten- und Explorationsanalyse – Theoretischer Teil; Bericht zum Forschungsvorhaben Nr. 67 der VdTÜV: „Untersuchungen über die Brauchbarkeit biographischer Daten als Prädiktoren der Fahreignung". Köln: Verlag TÜV Rheinland.

Literaturhinweise im Vorwort	KUNKEL, E. (1975). b) Akten- und Explorationsanalyse – Praktischer Teil: Alkoholauffällige Kraftfahrer; Bericht zum Forschungsvorhaben Nr. 67 der VdTÜV: „Untersuchungen über die Brauchbarkeit biographischer Daten als Prädiktoren der Fahreignung". Köln: Verlag TÜV Rheinland.

KUNKEL, E. (1977). Biographische Daten und Rückfallprognose bei Trunkenheitstätern im Straßenverkehr. Köln: Verlag TÜV Rheinland.

MENKEN, E. (1980). Die Rechtsbeziehungen zwischen Verwaltungsbehörde, Betroffenem und Gutachter bei der Medizinisch-Psychologischen Fahreignungsbegutachtung. Köln: Schriftenreihe des MPI des TÜV Rheinland.

MÜLLER, A. (1984). Verkehrspsychologie: Begutachtung der Fahrtauglichkeit. In: HARTMANN, H. A. & HAUBL, R., Psychologische Begutachtung. München, Wien, Baltimore: Urban & Schwarzenberg.

NICKEL, W.-R. (1990). Beurteilungskriterien – Wege zu Transparenz und Vereinheitlichung. In: NICKEL, W.-R., UTZELMANN, H.-D. & WEIGELT (Hrsg.). Bewährtes sichern – Neues entwickeln, 1. bundesweites Kolloquium der Verkehrspsychologen amtlich anerkannter Medizinisch-psychologischer Untersuchungsstellen. Köln: Verlag TÜV-Rheinland.

SCHUBERT, W., SCHNEIDER, W., EISENMENGER, W. & STEPHAN, E. (Hrsg.). (2002). Begutachtungs-Leitlinien zur Kraftfahrereignung – Kommentar. Bonn: Kirschbaum Verlag.

STEPHAN, E. (1988). Trunkenheitsdelikte im Verkehr und Alkoholmissbrauch – Ein Abschied von individuellen und gesellschaftlichen Illusionen ist notwendig. Blutalkohol, 25, 201–207.

Literaturhinweise in Kapitel 1 und 2

Bundesanstalt für Straßenwesen. (Hrsg.). (2000). Begutachtungs-Leitlinien zur Kraftfahrereignung des Gemeinsamen Beirats für Verkehrsmedizin beim Bundesministerium für Verkehr, Bau- und Wohnungswesen und beim Bundesministerium für Gesundheit. Heft M 115. Bremerhaven: Wirtschaftsverlag NW.

Bundesanstalt für Straßenwesen. (2004). Anforderungen an zu akkreditierende Träger – Informationen für Antragsteller. Verfügbar unter http://www.bast.de [2.8.2004].

Brenner-Hartmann, J. (2000). Die Begutachtungs-Leitlinien zur Kraftfahrereignung aus (medizinisch-) psychologischer Sicht. In: KRÜGER, H.-P., Drogen im Straßenverkehr – ein Problem unter europäischer Perspektive. Freiburg: Lambertus-Verlag.

JÄGER, R. S. (1982). Diagnostische Urteilsbildung. In: GROFFMANN, K.-J. & MICHEL, C. (Hrsg.). Grundlagen psychologischer Diagnostik. Göttingen: Verlag für Psychologie Hogrefe, 295–375.

JÄGER, R. S. (1986). Der diagnostische Prozess. Eine Diskussion psychologischer und methodischer Randbedingungen, Göttingen: Verlag für Psychologie Hogrefe.

JACOBSHAGEN, W. & UTZELMANN, H. D. (1996). Medizinisch-Psychologische Fahreignungsbegutachtung bei alkoholauffälligen Fahrern und Fahrern mit hohem Punktestand – Empirische Ergebnisse zur Wirksamkeit und zu deren diagnostischen Elementen. Verband der Techn. Überwachungsvereine e.V. (Hrsg.). Köln: Verlag TÜV Rheinland.

KAJAN, G. (1986). Beurteilungskriterien für Tatauffällige bei einer medizinisch-psychologischen Untersuchung. In: SCHORR, A. (Hrsg.), Bericht über den 13. Kongress für angewandte Psychologie, Bonn, September 1985. Bonn: Deutscher Psychologen Verlag, 373–376.

KLEBELSBERG, D. (1982). Verkehrspsychologie. Berlin, Heidelberg, New York: Springer.

POPPER, K. (1989). Logik der Forschung (9. Auflage). Wien: Literas.

RETTLER, H. (1988). Verschränkung von Methode und Theorie. In: JÄGER, R. S., Psychologische Diagnostik. München: Psychologie-Verlags-Union, 224–232.

TACK, W. H. (1976). Diagnostik als Entscheidungshilfe. In: PAWLIK, K. (Hrsg). Diagnose der Diagnostik, Stuttgart: Klett, 102–130.

WINKLER, W. (1986). Aktuelle Fragen der verkehrspsychologischen Fahreignungsbegutachtung. Zeitschrift für Verkehrssicherheit, 32, 163–167.

WINKLER, W., JACOBSHAGEN, W. & NICKEL W. R. (1991). Rückfälligkeit von Teilnehmern an Kursen für wiederholt auffällige Kraftfahrer nach fünf Jahren. Bergisch Gladbach: Bericht zum Forschungsprojekt 7714/10 der Bundesanstalt für Straßenwesen, Heft 224.

Literaturhinweise in Kapitel 1 und 2

[1] SASS, H., WITTCHEN, H.-U., ZAUDIG, M. & HOUBEN, I. (1998). Diagnostische Kriterien des diagnostischen und statistischen Manuals Psychischer Störungen DSM-IV – Deutsche Bearbeitung. Göttingen: Verlag für Psychologie Hogrefe.

[2] BEERMANN, K. A., SMITH, M. M. & HALL, R. L. (1988). Predictors of Recidivism in DUIIs. Journal of Studies on Alcohol, 49/6, 443–449.

Literaturhinweise in Kapitel 3 (Kriterium 1.1 und 3.3)

Literaturhinweise in Kapitel 3 (Kriterium 1.1 und 3.3)

[3] Bundesanstalt für Straßenwesen. (Hrsg.). (2000). Begutachtungs-Leitlinien zur Kraftfahrereignung. Berichte der BASt, Heft M 115. Bremerhaven: Wirtschaftsverlag NW.

[4] Criteria Committee – National Council on Alcoholism. (1972). Criteria for the Diagnosis of Alcoholism. Annals of Internal Medicine 77, 249–258 und Amer. J. Psychiat. 129, 127–135.

[5] Dilling, H., Mombour, W. & Schmidt, M. H. (Hrsg.). (2000). Internationale Klassifikation psychischer Störungen. ICD-10 Kapitel V (F) (4. Auflage). Weltgesundheitsorganisation (WHO). Bern – Göttingen – Toronto: Huber.

[6] Soyka, M. (1999). Alkoholabhängigkeit – Grundlagen und Therapie. Berlin, Heidelberg: Springer.

[7] Feuerlein, W. (1989) Alkoholismus – Missbrauch und Abhängigkeit (4. Auflage). Stuttgart – New York: Thieme.

[8] Feuerlein, W., Ringer, Ch., Küfner, H. & Antons, K. (1977). Diagnose des Alkoholismus – Der Münchner Alkoholismustest (MALT). Münchner Med. Wochenschrift, 119, 1275–1285.

[9] John, U., Schnofl, A., Veltrup, C., Bunge, S., Wetterling, T. & Dilling, H. (1992). Sekundärmerkmale des Alkoholabhängigkeitssyndroms: Entwicklung eines diagnostischen Fragebogens. Sucht 38, 362–370.

[10] Rumpf, H.-J., Hapke, U. & John, U. (2001). Lübecker Alkoholabhängigkeits- und -missbrauchs-Screening-Test (LAST). Göttingen: Verlag für Psychologie Hogrefe.

[11] Kroj, G. (Hrsg.) (1995). Psychologisches Gutachten Kraftfahreignung. Bonn: Deutscher Psychologen Verlag.

[12] Kunkel, E. (1980). Alkoholismus und anlassbezogene Untersuchung der Fahreignung. Blutalkohol, 17, 441–455.

[13] Kunkel, E. (1987). Kontrolliertes Trinken und Abstinenz – Therapieziele bei Alkoholikern. Suchtgefahren, 33, 389–404.

[14] Ringer, C., Küfner, H., Antons, K. & Feuerlein, W. (1977). The N.C.A. Criteria for the Diagnosis of Alcoholism – An Empirical Evaluation Study. J. Stud. Alc., 38, 1259–1273.

[15] Stephan, E. (1991). Expertise für das Schleswig-Holsteinische OVG. Beschluss vom 20.1.1992.

[16] Stockwell, T. (1988). Can Severely Dependent Drinkers Learn Controlled Drinking – Summing up the Debate. British Journal of Addiction, 83, 149–152.

[17] SCHELL, A. (1995). Alkohol zur Bewältigung von Belastung und Beanspruchung – eine Studie zum Problemtrinken bei alkoholauffälligen Kraftfahrern. Köln, Bonn: Verlag TÜV Rheinland, Deutscher Psychologen Verlag.

Literaturhinweise in Kapitel 3 (Kriterium 1.1 und 3.3)

BRENNER-HARTMANN, J. & BUKASA, B. (2001). Psychologische Leistungsüberprüfung bei der Fahreignungsbegutachtung. Zeitschr. f. Verkehrssicherheit, 47/1, 1–8.

Weitere Literaturhinweise zu Kapitel 3 und 5

BRÜCKNER, M. u. a. (1994). Evaluation von Medizinisch-Psychologischen Fahreignungsbegutachtungen. Projekt Teil C: Prospektive Studie/Fahrgastbeförderer. Unveröffentlichter Bericht zum VdTÜV/Forschungsprojekt Nr. 178 „EVAGUT". München, 1994.

ECHTERHOFF, W. (1988). Lernen aus Unfällen: Aus Schaden wird man klug. Fortschritte der Verkehrspsychologie, Bd. 21, 213–223.

ELLINGHAUS, D., SCHLAG, B. & STEINBRECHER, J. (1990). Leistungsfähigkeit und Fahrverhalten älterer Kraftfahrer. Reihe „Unfall- und Sicherheitsforschung Straßenverkehr" der BASt, Heft 80.

FASTENMEIER, W. (1995). Autofahrer und Verkehrssituation. Reihe „Mensch – Fahrzeug – Umwelt", Band 33. Köln: Verlag TÜV Rheinland.

FEUERLEIN, W. (1988). Zur Definition und Diagnostik des Alkoholismus. Der Internist, 29, 301–306.

GILG, TH. & EISENMENGER, W. (1995). Alkoholmissbrauchsmarker bei Trunkenheitsdelikten im Verkehr und bei der MPU – Möglichkeiten und Grenzen. DAR, 11, 438–442.

HAFFNER, H.-TH., BECKER, I.-S. & MANN, K. (1989). Zur Sensitivität klinisch-chemischer Marker des Alkoholismus nach kurzfristiger anlassbezogener Alkoholkarenz. Blutalkohol, 26, 114–122.

HEEGNER, F. (1961). Untersuchungen zur Deliktbelastung bei mehrfach rückfälligen Straftätern. Unveröffentlichte Dissertation, Ludwig Maximilians Universität München.

KAISER, H. J. & OSWALD, W. D. (Hrsg.). (1999). Altern und Autofahren – Kontroversen und Visionen zur Verkehrssicherheit Älterer. Bern: Huber.

KÖLBEL, R. (1997). Rücksichtslosigkeit und Gewalt im Straßenverkehr. Frankfurt: Peter Lang Verlag.

KRÜGER, H.-P. (1992). Alkohol: Konsum, Wirkungen, Gefahren für die Verkehrssicherheit. Zeitschr. f. Verkehrssicherheit, 38, 10–19.

Weitere Literaturhinweise zu Kapitel 3 und 5

KUNKEL, E. (1977). Biographische Daten und Rückfallprognose bei Trunkenheitstätern im Straßenverkehr. Köln: Verlag TÜV Rheinland.

KUNKEL, E. (1985). Angaben zum Trinkverhalten, soziales Trinken und Blutalkoholkonzentration. Blutalkohol, 22, 241–356.

MOSER, L. (1983). Kriminalität und Verkehrssicherheit. Blutalkohol, 20, 465–469.

MÜLLER-WICKOP, J. & JANSEN, J. (1998). Untersuchungen zur Aussagekraft ausgewählter Laborparameter in der Diagnostik des Alkoholmissbrauchs. VdTÜV-Forschungsberichte. Köln: Verlag TÜV Rheinland.

SCHLAG, B. (1989). Psychologische Aspekte riskanten Verhaltens. Neue Zeitschr. f. Verkehrsrecht, 7, 254–257.

STEPHAN, E. (1988). Trunkenheitsdelikte im Verkehr und Alkoholmissbrauch – Ein Abschied von individuellen und gesellschaftlichen Illusionen ist notwendig. Blutalkohol, 25, 201–227.

SÖMEN, H. D. (1993). Risikoerleben im motorisierten Straßenverkehr. In: Bayerische Rück. (Hrsg.), Risiko ist ein Konstrukt. München: Knesebeck Verlag.

SÖMEN, H. D. (1988). Grundlagen von Selektions- und Schulungsmaßnahmen bei erstmals alkoholauffälligen Kraftfahrern. Zeitschr. f. Verkehrssicherheit, 34, 98–107.

UTZELMANN, H. D. (1990). Empirische Ergebnisse zum Punktsystem. In: Deutsche Akademie für Verkehrswissenschaft (Hrsg.). 28. Dt. Verkehrsgerichtstag, 66–73. Hamburg: Deutsche Akademie für Verkehrswissenschaft.

WINKLER, W. & JACOBSHAGEN, W. (1984). Rückfallbegünstigende Risikofaktoren nach wiederholter Trunkenheit am Steuer. Zeitschr. f. Verkehrssicherheit, 30, 76–83.

WINKLER, W., JACOBSHAGEN, W. & NICKEL, W. R. (1990). Zur Langzeitwirkung von Kursen für wiederholt alkoholauffällige Kraftfahrer – Untersuchungen nach 60 Monaten Bewährungszeit. Blutalkohol, 27, 154–174.

ZINK, P. & REINHARDT, G. (1984). Der Verlauf der Blutalkoholkurve bei großen Trinkmengen. Blutalkohol, 21, 422–442.

Literaturhinweise zu Kapitel 4 und 6

ALGEIER-FÖLL, R. (1991). Cannabis und Verkehrstauglichkeit (Literaturüberblick). Zentralblatt Rechtsmedizin, 35, 617–623.

BERGHAUS et al. (1993). Complementary empirical study on the driver fitness of methadone substitution patients. In: UTZELMANN, H.-D.,

Literaturhinweise zu Kapitel 4 und 6

BERGHAUS, G. & KROJ, G. (Hrsg.). Alcohol, Drugs and Traffic Safety – T92, Band 1, Bericht über den 12. ICADTS-Kongress, 28. Sept.–2.Okt. in Köln, S. 120–126. Köln: Verlag TÜV Rheinland.

BERGHAUS et al. (1993). Methadonsubstitution und Verkehrssicherheit. Bericht zum Forschungsprojekt 2.9125 der BASt. Reihe „Mensch und Sicherheit", Heft M 18. Bremerhaven: Wirtschaftsverlag NW.

BRENNER-HARTMANN, J. (1994). Fahreignungsbeurteilung bei Drogenmissbrauch – Ist eine zum Alkohol analoge Bewertung möglich? In: RISSER, R. (Hrsg.), 35. BDP-Kongress für Verkehrspsychologie. Bonn: Deutscher Psychologen Verlag.

BLUMFIELD, M. (1971). Flashback Phenomena in Basic Trainees who enter the US-Air-Force. Milit. Med., 136, 39–41.

BOGUSZ, M. & SCHMIDT, G. (1991). Kokain-Missbrauch – Neue Bedrohung mit der alten Substanz. Zent.blatt Rechtsmed., 35, 783–793.

BRON, B. (1982). Drogenabhängigkeit und Psychose – Psychotische Zustandsbilder bei jugendlichen Drogenkonsumenten. Berlin, Heidelberg, New York: Springer.

BUCHHOLTZ, U. (1993). Cannabiskonsum und Fahreignung. Unfall- und Sicherheitsforschung. Straßenverkehr, Heft 89, Bergisch Gladbach: Bundesanstalt für Straßenwesen.

DALDRUP, T., REUDENBACH, G. et al. (1987). Cannabis und Alkohol im Straßenverkehr. Blutalkohol, 24, 144–156.

EIKMEIER, G. (1992). Unerwünschte Aspekte des Cannabiskonsums. MMW, 134/8, 113–115.

FEUERLEIN, W. (1980). Cannabis heute – Bestandsaufnahme zum Haschischproblem. Bericht über die 1. wissenschaftliche Tagung d. Dt. Ges. für Suchtforschung u. Suchttherapie in Nürnberg 1979. Wiesbaden: Akademische Verlagsgesellschaft.

FREYE, F. & SCHENK, G. K. (1990). Methadon als Ersatztherapie beim Opiatabhängigen. Klinikarzt,1/9, 57–61.

GESCHWINDE, TH. (1998). Rauschdrogen – Marktformen und Wirkungsweisen (4. Auflage). New York, Berlin, Heidelberg: Springer.

HAAG, M. & HARTMANN, H. P. (1985). Die Beurteilung der Fahrtauglichkeit bei Drogenkonsumenten. Therapeutische Umschau, 42, 9, 617–623.

HAUSSMANN, E. et al (1988). Medikamente, Drogen und Alkohol bei unfallverletzten Fahrern. Bericht zum Forschungsprojekt 8004 der BASt, Heft 184. Bergisch Gladbach: Bundesanstalt für Straßenwesen.

Literaturhinweise zu Kapitel 4 und 6

Hein, P. M. & Schulz, E. (1992). Drogenevaluations- und Klassifizierungsprogramm in den USA – auch ein Modell für Deutschland. Blutalkohol, 29, 225–241.

Helmer, R., Wunder, R., Zellmann, U. & Haesen, D. (1972). Experimentelle Untersuchungen zur Fahrtüchtigkeit nach Einnahme von Haschisch. Blutalkohol, 9, 213–220.

Joachim, H., Miltner, R. & Thieme, Ch. (1986). Der Stellenwert medizinisch-psychologischer Befunde bei Fahreignungsbegutachtungen von Drogen-Konsumenten – unter besonderer Berücksichtigung von Haschisch-Konsumenten. Forensia, 7, 113–121.

Kauert, G. et al. (1992). THC-Blutspiegel und Fahrtauglichkeit. In: Schneider, V. & Geserick, G. (Hrsg.). 71. Jahrestagung der Dtsch. Ges. f. Rechtsmedizin, Berlin, 16.9.1992. Berlin: Inst. für Rechtsmedizin der FU Berlin.

Keup, W. (1993). Missbrauchsmuster bei Abhängigkeit von Alkohol, Medikamenten und Drogen-Frühwarnsystemdaten für die BRD von 1976–1990. Freiburg: Lambertus-Verlag.

Kleiner, D. (1984). Langzeitverläufe bei Suchtkrankheiten. Berlin, Heidelberg, New York: Springer Verlag.

Kreuzer, A. (1993). Drogen und Sicherheit im Straßenverkehr. Neue Zeitschr. f. Strafrecht, 13/5, 209–213.

Ladewig, D. (1987). Die Behandlung Drogenabhängiger. Psychiatrie der Gegenwart – 3. Abhängigkeit und Sucht. Berlin, Heidelberg, New York: Springer.

Maukisch, H. (1990). Kriterien der Fahreignungsdiagnose bei Drogenauffälligen. Unveröffentlichter Vortrag. Ludwig Maximilians Universität München.

Möller, M. R. (1993). Drogenkonsum und Drogennachweis bei Verkehrsteilnahme. Deutsches Autorecht, 63/1, 7–11.

Muggler-Bickel, J. & Maag, F. (1981). Drogen und Fahrtauglichkeit. Schweiz. Rundschau Med., 397–407.

Sachs, H. et al. (1991). Praxis des Drogennachweises in Haaren. Unveröffentlichte Studie. Institut für Rechtsmedizin im Klinikum der Universität Ulm.

Schmidbauer, W. & vom Scheidt, J. (1989). Handbuch der Rauschdrogen. Frankfurt am Main: Fischer.

Schuster, H. P. et al. (1985). Checkliste Intensivmedizin einschließlich Vergiftungen. Stuttgart, New York: Thieme Verlag.

SIMON, R., BÜHRINGER, G. & WIBLISHAUSER, P. M. (1990). Repräsentativerhebung 1990 – Zum Konsum und Missbrauch von illegalen Drogen, alkoholischen Getränken, Medikamenten und Tabakwaren. Bonn: Bundesministerium für Gesundheit.

STAAK, M. et al. (1993). Empirische Untersuchung zur Fahreignung von Methadon-Substitutionspatienten. Blutalkohol, 30, 321–333.

TÄSCHNER, K.-L. (1987). Haschisch – Wirkung und Gebrauch. Stuttgart: Hippokrates.

TÄSCHNER, K.-L. et al. (1991). Heroinsucht I – Verbreitung, pharmakologische Grundlagen und Wirkungen. DMW, 116, 1603–1609.

TÄSCHNER, K.-L. et al. (1991). Heroinsucht II – Therapie und Prävention. DMW, 116, 1640–1645.

TÄSCHNER, K.-L. & RICHTBERG, W. (1988). Koka und Kokain (2. erw. Auflage). Köln: Deutscher Ärzteverlag.

TÄSCHNER, K.-L. et al. (1989). Verkehrstauglichkeit bei Rauschgiftkonsumenten unter besonderer Berücksichtigung des Cannabismissbrauchs. Suchtgefahren, 35, 253–262.

TÄSCHNER, K.-L. (1990). Fahrtüchtigkeit bei Drogenkonsumenten. 8. wiss. Tagung der DG Sucht. Offenbach, 10.5.1990.

TÄSCHNER, K.-L. (1987). Klinik der Rauschdrogen, Psychiatrie der Gegenwart – 3. Abhängigkeit und Sucht. Berlin, Heidelberg, New York: Springer.

THAMM, B. G. & KATZUNG, W. (1994). Drogen – legal – illegal. Hilden: Verlag Deutscher Polizeiliteratur.

VON KISKER, K. P. (1987). Psychiatrie der Gegenwart. 3. Abhängigkeit und Sucht. Berlin, Heidelberg, New York: Springer.

VON MEYER, L. (1985). Zum enzymatisch immunologisch chemischen Nachweis des Haschischkonsums und seiner dünnschichtchromatographischen Absicherung. Zeitschr. f. Rechtsmediz., 94, 219–225.

WALDMANN, H. & HASSE, H. E. (1974). Verlaufsform der Nachhallpsychose (Flash-back) und ihre Bedeutung für die Therapie. In: SCHEIDT, J. (Hrsg.), Die Behandlung Drogenabhängiger. München: Nymphenburger.

WANKE, K. & TÄSCHNER, K.-L. (1985). Rauschmittel, Drogen – Medikamente – Alkohol. Stuttgart: Enke.

Literaturhinweise zu Kapitel 4 und 6

Literaturhinweise zu Kapitel 7

ADERJAN, R. (1998). Toxikologischer Cannabisnachweis (Kapitel 10). In: BERGHAUS, G. & KRÜGER, H.-P. (Hrsg.), Cannabis im Straßenverkehr, 153–178. Stuttgart: Gustav Fischer Verlag.

ADERJAN, R. (2000). Zur Toxikologie von Drogen unter Berücksichtigung von Schnelltests. In: KRÜGER, H.-P. (Hrsg.), Drogen im Straßenverkehr – ein Problem unter europäischer Perspektive, 193–207. Freiburg: Lambertus-Verlag.

ADERJAN, R. (2003). Die Beurteilungskriterien der Kraftfahreignung aus toxikologischer Sicht. 32. Kongress der Deutschen Gesellschaft für Verkehrsmedizin e.V., Madgeburg.

BYRNE, A. G. & PIERCE, A. (2004). Evaluation of six point of care tests for drugs of abuse in urine. Bulletin of the International Association of Forensic Toxicologists (TIAFT) XXXIII (4), 69–74.

DALDRUP, T. et al (2000). Entscheidung zwischen einmaligem/gelegentlichem und regelmäßigen Cannabiskonsum. Blutalkohol, 37, 39–47.

Gesellschaft für toxikologische und forensische Chemie. (2000), (2002). Richtlinien der GTFCh zur Qualitätssicherung bei forensisch-toxikologischen Untersuchungen. Erstellt unter der Mitarbeit von: ADERJAN, R., Heidelberg; BRIELLMANN, T., Basel, DALDRUP, TH., Düsseldorf, DEMME, U., Jena, HARZER, K., Stuttgart, HERBOLD, M., Heidelberg, Käferstein, H., Köln, KAUERT, G., Frankfurt/M., V. MEYER, L., München, MÖLLER, M., Homburg, MUSSHOFF, F., Bonn, SCHMITT, G., Heidelberg, WEINMANN, W., Freiburg. Toxichem und Krimtech, 65 (1), 18–24, Anhang A. Toxichem und Krimtech, 67 (1), 13–16, Anhang B1. Toxichem und Krimtech, 67 (3), 78–80 und Anhang B2. Toxichem und Krimtech, 69 (3), 32–34. Verfügbar auch unter http://www.gtfch.org

KÄFERSTEIN, H., FALK, J. & ROTHSCHILD, M. A. (2005). Erfahrungen beim Drogenscreening durch Polizeibeamte mit DrugWipe II und chemisch-toxikologischen Untersuchungen von Blutproben. Vortrag auf der Jahrestagung 2004 der Deutschen Gesellschaft für Rechtsmedizin.

LÖHR-SCHWAAB, S. (1995). Isolierte Drogenscreenings gemäß dem BVerfG-Urteil 689/92 vom Juni 1993 – Erste Ergebnisse. In: Kongressbericht der 28. Jahrestagung der Deutschen Gesellschaft für Verkehrsmedizin e. V. Berichte der Bundesanstalt für Straßenwesen, Heft M 47. Bremerhaven: Wirtschaftsverlag NW.

PÖTSCH, L. & SKOPP, G. et al. (1996–1998). Zum Suchtmittelnachweis in Haaren. Fortsetzungsreihe I–VII. Rechtsmedizin.

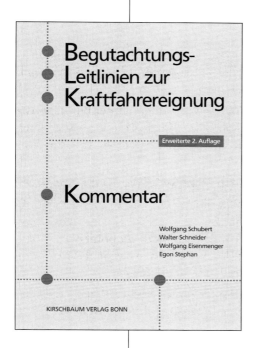

Begutachtungs-Leitlinien zur Kraftfahrereignung
2. Auflage 2005

Wolfgang Schubert
Walter Schneider
ISBN 3-7812-1623-3
€ 34,–

Erweiterter „Kommentar zu den Begutachtungs-Leitlinien zur Kraftfahrereignung" liegt jetzt vor.

Die überarbeitete und stark erweiterte zweite Auflage des Kommentars behandelt die Beurteilung der Eignung eines Menschen zum Führen von Kraftfahrzeugen aus verkehrsmedizinischer, psychologischer und rechtlicher Sicht. Er hilft zum einen bei der Feststellung, ob die gesetzlichen Eignungsvoraussetzungen zur Teilnahme am motorisierten Straßenverkehr erfüllt sind und verbessert zum anderen die Transparenz und verwaltungsrechtliche Nachprüfbarkeit bei Entscheidungsprozessen der Fahreignungsbegutachtung. Diese zweite Auflage berücksichtigt ausführlich auch das Qualitätsmanagement in der Gutachtenerstellung. Die Entwicklung der einschlägigen Rechtsprechung bis 2005 wurde eingearbeitet.

Das Werk enthält nun eine Aufzählung zugelassener psychologischer Leistungstestverfahren. Neu ist auch eine Beschreibung der psychologischen Fahrverhaltensbeobachtung als normiertes verkehrspsychologisches Verfahren. Als Ergänzung zu der Kompensation von diagnostisch erfassten Mängeln der psychischen Ausstattung wurde außerdem die technische Kompensation von körperlichen Behinderungen aufgenommen.

Damit ist der Kommentar eine zuverlässige Hilfe für die alltägliche Arbeit von Verkehrsjuristen, Arbeitsmedizinern, Fahrerlaubnisbehörden und Sachbearbeitern, die mit dem Thema Kraftfahrereignung befasst sind.

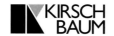

Kirschbaum Verlag Bonn
www.kirschbaum.de
Fax: 02 28/9 54 53-27

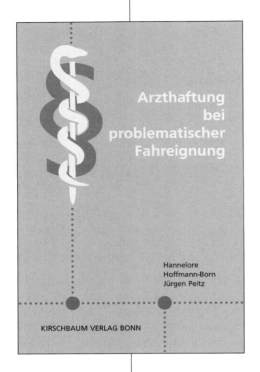

Arzthaftung bei problematischer Fahreignung

Hannelore Hoffmann-Born
Jürgen Peitz
ISBN 3-7812-1628-4
ca. € 19,–

Der zeitweilige oder endgültige Verlust der Fahrerlaubnis, bedingt durch Erkrankungen oder oft schleichende, altersbedingte körperliche und geistige Leistungsdefizite, bedeutet eine erhebliche Reduktion der Lebensqualität. Bedingt durch den hohen Stellenwert, den die individuelle Mobilität in unserer Gesellschaft genießt, ist die Dunkelziffer von Unfällen, die ihre Ursache in der Einschränkung der Fahreignung des Kraftfahrers haben, sehr hoch.

Das 2005 erschienene Buch **Arzthaftung bei problematischer Fahreignung** vermittelt einen kompakten Überblick über die verkehrsmedizinischen Aspekte der ärztlichen Tätigkeit, sowie die maßgeblichen Rechtsfragen, die im Zusammenhang mit dem Behandlungsvertrag stehen. Inbegriffen sind auch versicherungsrechtliche Aspekte, die den Arzt und den Patienten in gleichem Maße berühren. Das Werk bietet für die praktische Arbeit eine zuverlässige Orientierung und Hilfestellung bei der Bewertung und Beurteilung der Fahreignung.

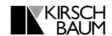

Kirschbaum Verlag Bonn
Fax: 02 28/9 54 53-27
www.kirschbaum.de